KB248379

의학 인터뷰, 그분이 알고 싶다

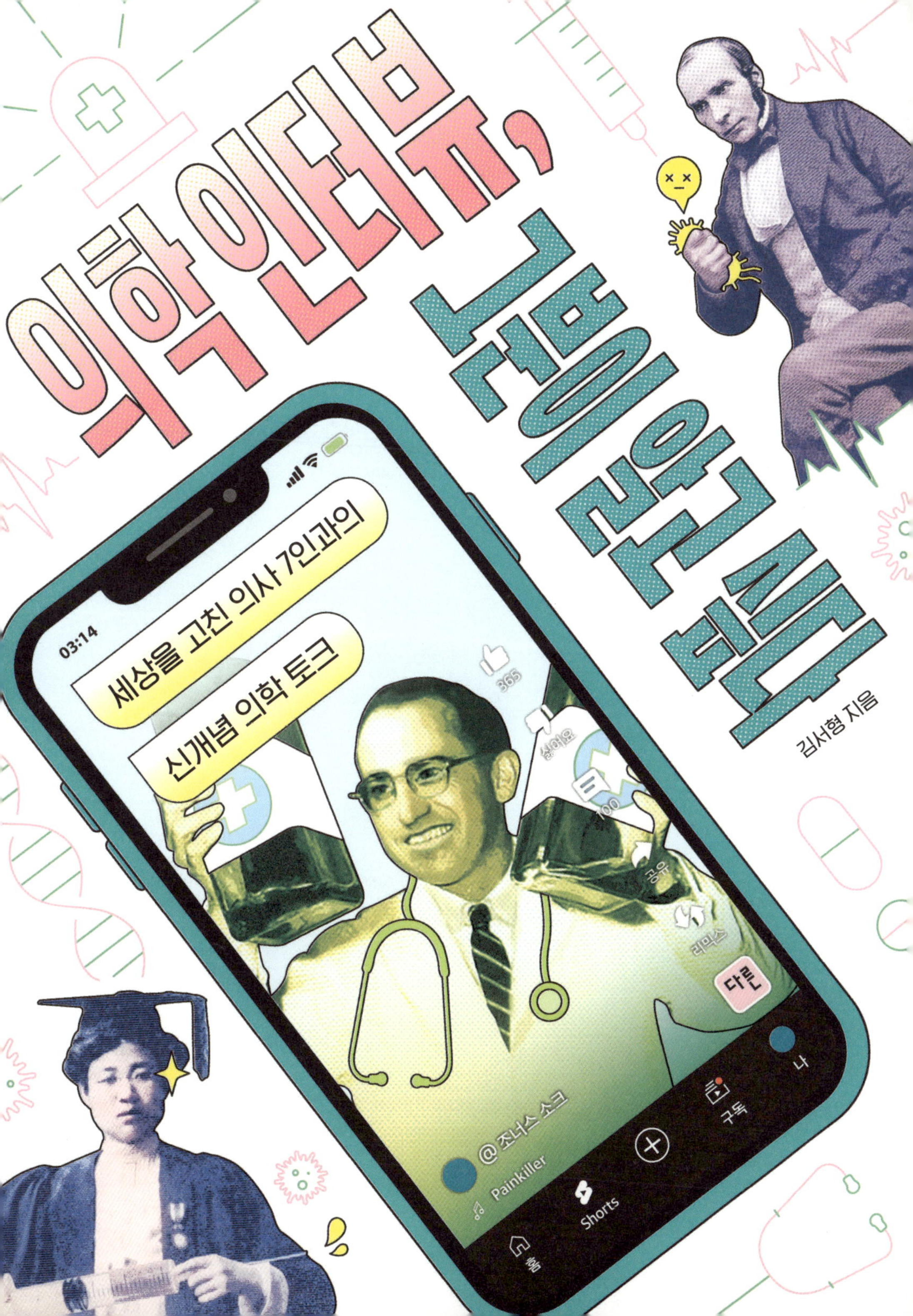
03:14
세상을 고친 의사 7인과의
신개념 의학 토크
의학 인터뷰, 난 누워서 듣는다
365
싫어요
100
공유
리믹스
다틴
@조너스 소크
Painkiller
Shorts
구독
나
홈
김서형 지음

차례

시작하며   '찐' 의학의 세계로 여러분을 초대합니다   **006**

첫 번째
인터뷰

히포크라테스   **008**

질병은 신의 벌이 아닙니다

신의 저주 혹은 자연의 이치 | 철학과 의학의 만남 | 체액으로 인간을 이해하다 |
기록과 윤리 | 의사의 눈이 향해야 할 곳 | MC 요약

두 번째
인터뷰

갈레노스   **030**

사람을 알기 위해 동물을 해부했습니다

철학자를 꿈꾼 의사 | 체액설과 인간의 기질 | 뇌의 역할을 밝히다 |
약물학과 《갈레노스 약전》 | 유산과 한계 | 의학과 철학의 다리 | MC 요약

세 번째
인터뷰

노스트라다무스   **058**

지구 멸망? 손이나 씻으세요

고통 속에서 선택한 의사의 길 | 사랑과 상실 | 위생의 개척자 |
예언의 시작과 확산 | 병을 넘어 인간을 돌보다 | MC 요약

네 번째
인터뷰

허준   **082**

백성을 위한 의서를 만들었습니다

경계에서 태어나다 | 책 바깥의 현실 | 왕의 주치의 | 《동의보감》을 만들다 |
역사를 바꾼 서자 | 사람의 곁에 영원히 남다 | MC 요약

다섯 번째 **존 스노** 104

인터뷰 **세상을 구한 지도를 만들었습니다**

산업혁명과 콜레라 ｜ 범인은 공기인가 물인가 ｜ 지도 위의 진실 ｜
역학의 시작 ｜ 짧은 생애, 이어지는 유산 ｜ MC 요약

여섯 번째 **조너스 소크** 124

인터뷰 **백신은 모두의 것입니다**

죽음의 병, 소아마비 ｜ 과학자의 길, 연구실 ｜ 자기 팔에 백신을 놓은 의사 ｜
백신은 누구의 것인가 ｜ 세계를 구한 히어로의 조용한 삶 ｜
의학이 나아가야 할 곳 ｜ MC 요약

일곱 번째 **박에스더** 146

인터뷰 **여성도 치료받을 권리가 있습니다**

점동이, 에스더가 되다 ｜ 수술실에서 꿈을 찾다 ｜ 사랑과 유학 ｜
조선 최초의 여자 의사 ｜ 결핵에 쓰러지다 ｜ 결핵 퇴치 운동의 씨앗 ｜
여성의 새로운 삶을 개척하다 ｜ MC 요약

마치며 당신의 마음이 곧 의학입니다 168

참고자료 170

'찐' 의학의 세계로 여러분을 초대합니다!

안녕하세요! 자나 깨나 여러분의 건강한 삶을 고민하는 의학 유튜버 '메디'입니다. 닥터(doctor)는 의사, 메디(Medi)는 의학을 뜻하는 거, 모두 알고 계시죠? 어렵게만 느껴지는 의학 지식이 사실은 우리 삶에 가장 가까운 이야기라는 걸 알려 드리고 싶어서 이 자리에 섰습니다.

여러분, 역사책을 펼치면 딱딱한 연도와 사건만 가득해서 지루했던 경험, 한 번쯤 있지 않으세요? '메디'는 달라요. 우리는 교과서에 나오는 의학 영웅들의 '진짜 이야기'에 귀를 기울일 거예요. 그들이 어떻게 고민과 좌절을 극복하고 인류의 삶을 바꿨는지, 마치 옆에서 듣는 것처럼 생생하게 들려 드릴 겁니다.

위대한 의학자분들과의 인터뷰를 시청하시기 전에! 지금

방송을 보고 계신 분들께만 특별히 인터뷰 예고편을 공개합니다!

- 질병은 신이 내린 벌이 아니라 자연 현상이야!
- 뇌가 생각의 중심이라는 걸 밝힌 천재 의학자의 등장!
- 흑사병과 싸운 의사가 사실은 레전드 예언가?
- 조선시대, 스타 의사의 파란만장 인생 성공기.
- 19세기 런던을 덮친 콜레라의 범인을 밝힌 탐정 의사가 있다?
- 백만장자가 될 수 있었던 의사가 백신 특허권을 포기한 이유.
- 미국 유학까지 다녀온 조선시대 최초 여성 의사의 등장!

인터뷰를 따라오다 보면 여러분은 의학이 단순히 병을 고치는 기술이 아니라 사람에 대한 깊은 이해에서 시작된다는 사실을 알게 될 거예요. 단순히 과거의 인물을 만나는 것이 아니라 그들의 삶을 통해 오늘을 살아가는 자신의 모습을 발견하는 시간이 되었으면 좋겠습니다.

자! 이제, 첫 번째 방송을 시작합니다.
'좋아요'와 '구독' 버튼, 잊지 않으셨죠?

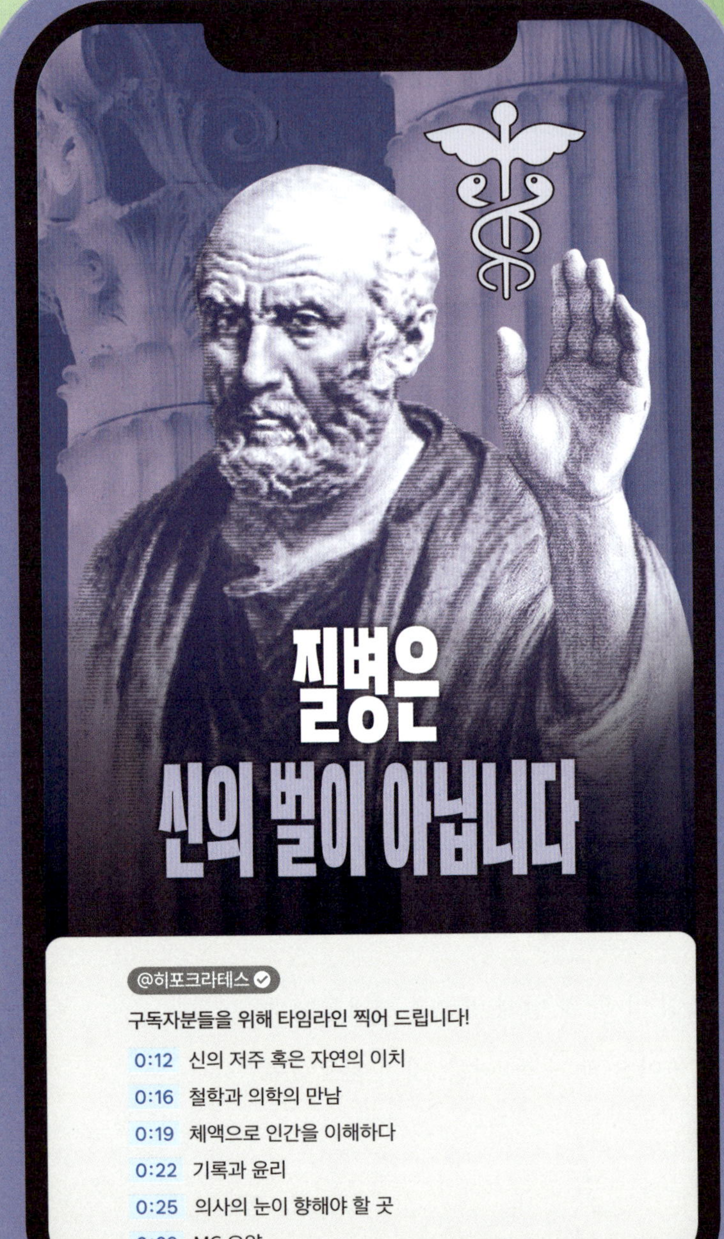
질병은
신의 벌이 아닙니다
@히포크라테스
구독자분들을 위해 타임라인 찍어 드립니다!
0:12 신의 저주 혹은 자연의 이치
0:16 철학과 의학의 만남
0:19 체액으로 인간을 이해하다
0:22 기록과 윤리
0:25 의사의 눈이 향해야 할 곳
0:29 MC 요약

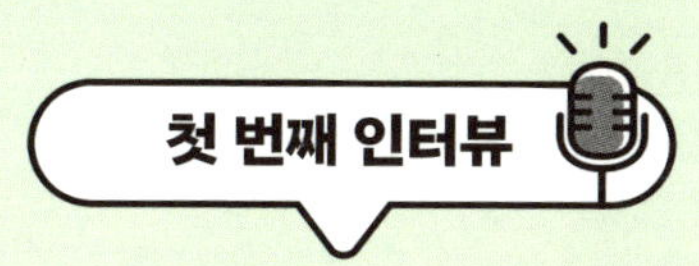

히포크라테스

기원전 460년~기원전 370년

'의학의 아버지'로 불리는 고대 그리스의 의사. 질병을 신의 벌이 아니라 자연 현상으로 설명하면서 의학을 과학의 길로 이끌었다. 그의 이름을 딴 '히포크라테스 선서'는 오늘날까지도 의사들이 지켜야 할 중요한 윤리 기준으로 남아 있다.

오늘은 '의학' 하면 절대 빼놓을 수 없는 한 분을 어렵게

모셨습니다. 의학 교과서 첫 페이지에 반드시 등장하는 인물!

신의 벌로 여기던 질병을 과학의 영역으로 처음 끌어오신 것으로

유명한데요. 아직도 수많은 의대생이 졸업식에서 이분의 이름을

딴 선서를 외우고 있다죠?

기원전 5세기 지중해에서 먼 시간을 건너오셨습니다. 소개합니다!

모든 의사가 아버지로 모시는 의학계 대표 아빠, 히포크라테스 님,

환영합니다!

히포크라테스   안녕하세요? 누구의 아버지도 아닌 그냥

히포크라테스입니다. 초대해 주셔서 감사합니다! 방송을

보고 계신 여러분, '좋아요', '구독' 버튼 눌러 주세요.

메디   누구의 아버지도 아니라는 말은 어떤 의미인가요?

히포크라테스   제가 신도 아니고, 어떻게 모든 의사들의 아버지가 될 수

있겠어요. 가뜩이나 저를 의심하는 사람들이 많은데….

메디   엇, 의심이요?

히포크라테스   아니… 제가 아픈 사람들을 대하는, 그러니까 질병을 대하는 방식이 이전 뜨내기들이랑 달랐어요. 좀 뛰어났죠. 그래서 제가 신을 믿지 않는 사이비라는 둥 모함을 많이 받았어요.

메디   헉, 벌써부터 흥미로운데요? 역시 범상치 않은 구석이 있으셨군요. 그럼 선생님이 살았던, 고대 그리스 시대에 병이란 어떤 의미였나요?

신의 저주 혹은 자연의 이치

히포크라테스   그 시절 사람들에게 병은 단순히 몸이 망가졌다는 뜻이 아니었어요. 사람들은 몸이 아프면 신이 자신에게 벌을 내렸다고 생각했죠.

메디   신이 내린 벌이라니, 듣기만 해도 무섭네요. 그럼 구체적으로 어떤 신과 연관되어 있나요?

히포크라테스   의술과 관련해서는 의술의 신 아폴론과 그의 아들 아스클레피오스가 중심에 있었습니다. 그래서 사람들은 몸이 아프면 의사를 보러 가는 게 아니라 먼저 신전으로

향했죠. 거기에서 제물을 바치고 금식하면서 신에게
용서를 구한 거예요.

메디 근데 잘못한 게 없어도 빌어야 되는 거예요?

히포크라테스 만들어서라도 비는 거예요. 신이 잘못해서 벌을
준다는데 어쩌겠습니까.

메디 흠… 그건 그렇네요. 그럼 선생님께선 신 중심의 사고가
잘못되었다고 생각하세요?

히포크라테스 솔직히 납득이 안 되잖아요. 옆에 못된 짓 많이 한 놈은
멀쩡한데, 나이 들고 힘없는 사람들만 병에 걸리는 게요.
신이 무슨… 아… 이건 편집해 주세요.

메디 생방송입니다, 선생님!

히포크라테스 오 마이 갓! 여러분 오해하지 말아 주세요. 저는 신을
믿습니다, 정말로!

메디 해명할 시간을 좀 드릴까요?

히포크라테스 그러니까 여러분, 저는 신을 의심한 게 아니라 제
궁금증을 따라갔던 겁니다. 왜 어떤 사람은 병에 걸리고,
어떤 사람은 멀쩡할까? 왜 같은 증상이어도 사람마다
치료 결과가 다를까? 질문을 따라가다 보니 신의
감정만을 질병의 원인으로 볼 수 없다고 생각한 거예요.

메디 선생님은 신을 의심한 게 아니라 신에게 의존하는

인간을 의심하셨던 게 아닐까요? 그리고 그런 의문이
선생님을 새로운 길로 이끌기도 했고요. 그렇죠, 선생님?

히포크라테스 맞아요, 저는 질병이 자연의 원리에 따라 생기는 거라고
봤어요. 인간의 몸과 마음이 균형을 이룰 때 건강이
유지되는데, 그 균형이 무너지면 병이 생기는 거죠.

메디 몸도 마음도 균형이 중요하다는 말씀이군요. 그럼
구체적으로 어떤 것들 사이의 균형인가요?

히포크라테스 저는 몸을 구성하는 체액이 혈액, 점액, 황담즙, 흑담즙,
이렇게 네 가지 종류라고 생각했어요. 이 체액들이
몸 안에서 어떻게 조화를 이루느냐에 건강이 달려
있다고 본 거지요. 그래서 열이 나거나, 몸이 붓거나,
정신이 흐려지는 병은 몸 안의 조화가 무너진 결과라고
생각했어요.

메디 신에게 비는 것이 아니라 균형을 되찾기 위해 뭔가를
해야 한다고 보신 거군요! 그럼 의사는 구체적으로 어떤
일을 해야 하나요?

히포크라테스 관찰하고 기록하며, 자연의 흐름을 이해하는 일을 먼저
해야 해요. 환자가 먹은 음식, 느낀 감정, 날씨의 변화,
맥박과 땀의 상태까지 세심하게 살피는 자세가 가장
중요하죠. 제대로 봐야 뭐든 알 수 있는 법이니까요.

메디   그렇게 세심한 관찰이 오늘날 진단과 치료의 기초가 된

거군요! 당시로서는 파격적인 방식이었겠어요.

히포크라   시대를 너무 앞서갔는지, 사람들은 이해를 못
테스

하더라고요. 억울한 일을 당한 적이 한두 번이 아니었죠.

많은 사람이 제가 신을 부정한다고 오해했어요. 그런데

앞에서도 말했지만, 저는 신을 부정한 적이 없어요!

오히려 신이 세상을 자연의 법칙으로 다스린다고

생각했죠. 의사는 그 법칙을 탐구하고 따르는

사람이고요. 맹목적인 숭배나 기도만으로는 병을 고칠

수 없다는 생각을 왜 다들 못 하는 건지….

메디   그럼 선생님은 의사를 어떤 존재로 보셨나요?

히포크라   의사는 신의 대리자가 아닙니다. 인간의 몸과 삶을
테스

이해하려는 탐구자이지요. 약이나 도구로 병을 고치는

것이 아니라, 자연적으로 회복할 수 있도록 돕는 것이

진정한 치료입니다.

메디   신의 영역에 있던 의술을 학문의 영역으로 끌어낸 것은

정말 큰 변화였겠어요.

히포크라   그 부분만큼은 자부합니다! 저는 의술이 누구나 배워
테스

실천할 수 있는 지식이 되기를 바랐어요. 더 이상 신전

안의 비밀이 아니라, 인간의 이성과 덕으로 실현되는

학문이 되기를 바랐죠.

철학과 의학의 만남

메디 선생님은 어디에서 태어나셨고, 어떤 환경에서
자라셨나요?

히포크라 테스 저는 에게해의 작은 섬, 코스에서 태어났습니다. 작지만
문화 교류의 중심지였어요. 철학과 과학, 의술을
활발하게 논의하던 열린 공간이었죠.

메디 듣기로는 어마어마한 명문가 자제라고 하시던데요?

히포크라 테스 허허, 뭐 부정하지는 않겠습니다. 저희 가문은
아스클레피오스의 후손이라 여겨지며 오랜 세월 의술을
지켜 온 집안이었습니다. 저는 어릴 적부터 아버지와
삼촌이 환자를 돌보는 모습을 곁에서 지켜보며 자랐고,
자연스럽게 의학의 길에 들어서게 되었죠.

메디 콩 심은 데 콩 나고 팥 심은 데 팥 난다더니 역시….
그런데 학교가 아니라 집에서 의술을 배우셨어요?

히포크라 테스 당시에는 의술을 가르쳐 주는 학교가 없었어요.
의술은 종교나 가문을 통해 전해지는 폐쇄적이고
신성한 기술이었죠. 근데 저는 그것이 잘못되었다고

생각했어요.

메디 이야~ 가문의 이단아! 선생님은 의술이 누구에게나 열려
있어야 한다고 보신 거군요.

히포크라테스 맞아요! 의술은 신비로운 혈통의 유산이 아니라, 경험과
관찰, 이성적 탐구로 누구나 배울 수 있는 학문이에요.
그것이 제가 처음으로 가졌던 근본적인 문제의식이었죠.

메디 당시 아테네는 철학이 번성한 시기였다고 들었습니다.
혹시 철학자들과의 교류도 있었나요?

히포크라테스 물론이죠. 저는 아테네에 자주 머물렀고, 거기서 많은
철학자와 대화를 나누었어요. 특히 소크라테스 선생님의
"너 자신을 알라"라는 말은 제게 큰 영향을 주었죠.

메디 어떤 의미에서 그 말이 영향을 주었나요?

히포크라테스 좋은 의사는 단지 병을 치료하는 기술자가 아닙니다.
환자의 삶, 감정, 습관을 이해하고, 자신의 한계와 무지를
성찰할 줄 아는 사람이어야 하죠. 병은 육체만의 문제가
아니라, 인간을 이루는 모든 요소와 연결된 현상이기
때문이에요.

메디 흠, 그런데 플라톤 선생님은 육체와 영혼을
구분하셨잖아요. 선생님의 생각은 어떠셨나요?

히포크라테스 저는 플라톤 선생님의 의견에 동의하지 않아요. 몸과

마음은 하나입니다. 슬픔이 깊으면 몸이 무너지고, 병든

몸은 정신을 위축시킵니다. 둘은 늘 함께 움직이는

하나의 생명체인 거죠.

메디 근데 당시에는 플라톤 선생님이 훨씬 유명하셨잖아요.

히포크라테스 저도 꽤 유명했어요! 플라톤 선생님을 사람들이 더

좋아하긴 했지만…. 그래도 저는 굴하지 않았어요.

질병을 육체와 정신의 균형이 깨진 상태로 보았고, 그

균형을 회복시키는 것이 의사의 임무라고 생각했습니다.

메디 말씀을 듣다 보니, 선생님이 말하는 의술이 단순히

기술을 뜻하는 건 아닌 것 같아요.

히포크라테스 의술은 기술만으로 이뤄지는 것이 아니에요. 그건 병을

어떻게 이해할 것인가, 삶과 죽음을 어떻게 받아들일

것인가를 묻는 철학과 맞닿아 있는 것이지요.

메디 그래서 선생님은 의사에게 덕이 필요하다고

말씀하셨군요.

히포크라테스 그렇습니다. 의사는 인간의 생명에 깊은 존경심을 가진

사람이어야 하고, 자연의 흐름을 존중하면서 조심스럽게

개입하는 사람이어야 합니다.

메디 이 사상은 오늘날 의학 교육에도 영향을 주고 있지요.

히포크라테스 제가 가르친 제자들, 그리고 그 제자들이 전한 사상은

이후 갈레노스나 중세의 의학자들을 거쳐 오늘날까지 이어졌습니다. 이는 의술이 단지 치료의 기술이 아니라 인간에 대한 윤리적 사명이라는 점을 잘 드러내는 증거라고 생각해요.

메디 선생님을 왜 의학의 아버지라고 부르는지 알 것 같네요!

체액으로 인간을 이해하다

메디 앞서 간단히 말씀해 주신 '네 가지 체액설'은 선생님이 세운 의학의 핵심 이론 중 하나인데요. 혈액, 점액, 황담즙, 흑담즙… 솔직히 좀 어려워요. 조금 더 자세히 설명해 주실 수 있나요?

히포크라 테스 체액은 단순한 액체가 아니에요. 인간은 자연에서 온 존재잖아요? 그러니 체액도 자연의 네 원소인 공기, 물, 불, 흙과 대응되어요. 네 원소는 계절과도 연결되죠. 혈액은 봄과 공기, 점액은 겨울과 물, 황담즙은 여름과 불, 흑담즙은 가을과 흙에 대응해요.

메디 아하, 몸을 구성하는 체액이 자연과 연결된다고 보신 거군요. 그럼 체액이 불균형하면 어떤 식으로 질병이 나타나나요?

히포크라 테스 | 예를 들어, 혈액이 많으면 열이 나고, 황담즙이 많으면 충동적이고 쉽게 분노합니다. 점액이 많으면 무기력하고, 흑담즙이 많으면 우울증이 생깁니다. 신체적 증상은 물론이고, 정신적 성향까지 체액의 균형에 따라 달라진다고 본 것이죠.

메디 | 근데 솔직히 얘기하면 현대 의학의 관점에서 이 이론은 부정확한 면도 있지 않나요?

히포크라 테스 | 크흠… 정곡을 찔렸네요. 맞습니다. 오늘날은 호르몬, 신경 전달 물질, 면역 체계 등을 바탕으로 병의 원인을 훨씬 정밀하게 설명합니다. 여러분이 아파서 병원에 갈 때 배가 아프면 내과, 콧물이 나오면 이비인후과, 이가 썩으면 치과를 가는 것도 이 때문이지요. 하지만 제가 제시한 체액설은 인간의 몸을 부위별로 나누기보다, 전체가 하나로 연결된 존재라는 관점에서 이해하려는 철학적 접근이었습니다.

메디 | 결국 체액설은 인간 자체를 읽기 위한 틀로 보이네요.

히포크라 테스 | 맞습니다. 병은 단순한 증상이 아니에요. 한 사람의 몸과 마음, 감정, 성격, 환경 등이 복합적으로 얽힌 상태이지요.

메디 | 그렇다면 환자의 병을 볼 때, 식사나 감정 같은 생활

전반도 살피셨나요?

히포크라테스 물론입니다. 환자의 식사 습관, 수면의 질, 활동량, 정서 상태, 가족 관계, 계절에 대한 반응… 뭐 아무튼 전부 봅니다! 예컨대, 쉽게 열이 나고 분노하는 사람은 자극적인 음식과 환경에 노출되어 있을 가능성이 높다고 추측해 볼 수 있죠. 저는 단순히 약을 주기보다, 한 사람의 삶 전체를 조율하는 방식으로 병을 치료하려 했습니다.

메디 오? 그런 접근은 현대 의학과 전통 의학을 합친 오늘날의 '통합 의학'과도 닮아 있는 것 같습니다.

히포크라테스 아마 그 '통합 의학'이라는 것도 저와 비슷한 관점일 겁니다. 의술을 단순히 병을 치료하는 기술로 보지 않는 것이지요. 제게 의술은 사람을 읽는 지혜, 곧 철학입니다. 병은 삶 전체를 반영하기 때문에 의사는 환자가 삶의 리듬과 균형을 함께 회복하도록 도와야 합니다.

메디 그렇다면 선생님이 생각하는 의사의 역할은 무엇인가요?

히포크라테스 저는 제자들에게 이렇게 말하곤 했습니다. "병을 보되, 사람을 잊지 말라." 체액 이론은 완전하지 않습니다. 그러나 인간을 부분적으로 이해하기보다 전체가 하나로

이어진 몸을 바라보려는 첫 시도였어요. 의학이 단지
기술이 아닌 윤리적 실천이어야 한다는 점을 일깨우는
계기였습니다.

기록과 윤리

메디　　선생님은 특히 환자의 상태를 기록하는 데 많은 노력을
　　　　기울였다고 하셨지요. 기록이 특히 중요하다고 생각한
　　　　이유는 무엇이었나요?

히포크라　저는 의술이 진정한 학문이 되길 바랐습니다. 자고로
테스　　　학문이란 기억이나 느낌에만 의존해서는 안 되는
　　　　법이죠. 그래서 저는 제자들에게 늘 강조했습니다.
　　　　"보았으면 기록해라. 느꼈으면 설명해라. 알게 되었으면
　　　　남겨라." 기록은 병이 시간의 흐름 속에 어떻게 변화하고
　　　　소멸하는지를 파악하기 위한 도구였습니다.

메디　　아하, 그러니까 선생님은 병을 일시적인 상태가 아니라
　　　　하나의 흐름으로 보셨군요?

히포크라　정확합니다! 감기에 걸려도 한순간에 씻은 듯 낫는 것이
테스　　　아니고 열이 내리고 콧물이 줄어들고 기침이 잦아들면서
　　　　서서히 나아 가는 거잖아요? 그러니까 병은 시간이

흐르며 진행되죠. 그 흐름을 알아야만 병을 진짜 이해할
수 있습니다.

메디　　기록을 위해 특별히 환자에게 했던 질문이 있나요?

히포크라테스　　예를 들어, 환자가 기침을 하면 저는 기침이 언제
시작되었는지, 그날 날씨는 어땠는지, 무엇을 먹었는지,
어떤 감정을 느꼈는지, 잠은 충분했는지 등 환자의 몸과
환경, 그리고 마음까지 분석하려고 했어요.

메디　　근데 계절이나 날씨도 질병과 관련이 있나요?

히포크라테스　　당연하죠. 여름에는 열사병에 걸리기 쉽고, 겨울에는
감기에 걸리기 쉽잖아요? 저는 이런 식으로 환자의 병을
계절별로 분류하고 비교했습니다. 자연의 흐름과 병의
관계를 파악하는 것도 의사의 역할이니까요.

메디　　듣고 보니 그렇네요. 이런 방식은 현대 의학에서
구체적인 근거를 바탕으로 판단을 내리는 '근거 기반
의학'의 시초라고도 볼 수 있겠어요.

히포크라테스　　제가 좀 최초, 최고, 뭐 이런 단어에 익숙한 편입니다.
사실 기록하는 행위는 동일한 증상이 있는 환자를
만났을 때 의사가 더 나은 판단을 내릴 수 있도록 돕기
때문에 매우 중요합니다. 저의 기록은 주술에 가까웠던
의학이 과학의 세계로 들어서는 데 도움을 준 첫 번째

디딤돌이었다고 생각해요.

메디 대단하십니다. 선생님은 거기서 더 나아가 의술이 기술에 그치는 게 아니라, 그 과정에서 윤리와 책임이 중요하다고도 말씀하셨지요?

히포크라테스 의사는 인간의 고통과 생명에 관여하는 존재입니다. 그만큼 큰 절제와 책임이 필요하죠. 그래서 저는 제자들에게 항상 "무엇보다 해를 끼치지 말라"라고 말했습니다. 이 말은 단지 실패를 두려워하라는 뜻이 아닙니다. 과한 치료는 오히려 해가 될 수 있다는 사실을 늘 명심하라는 일종의 윤리적 경고였지요.

메디 그럼 그 유명한 '히포크라테스 선서'도 의사들의 윤리적 자세에 대한 내용인 것일까요?

히포크라테스 이제 제 마음을 정확히 알아 주시는 것 같네요. 맞습니다. '히포크라테스 선서'는 지금도 의과 대학 졸업식에서
메디 낭송하고 있어요. 그 선서에는 어떤 의미가 담겨 있나요?

히포크라테스 제 이름을 붙인 선서는 이렇게 시작해요. "이제 의업에 종사할 허락을 받음에 나의 생애를 인류 봉사에 바칠 것을 엄숙히 서약하노라."

메디 인류 봉사라니, 멋지네요!

히포크라테스 의사는 단순히 병을 고치는 사람이 아니라, 몸과 마음을

함께 돌보는 존재예요. 과학자이면서도, 상담자이자
치유자가 되기도 하죠. 그런데 만약 의사가 기술만
추구하거나 명성에 휘둘리면 어떻게 될 거 같아요?

메디 음… 환자를 단순한 치료 대상으로만 보게 될 것 같아요.

히포크라 정확히 그 점이 우려되는 부분입니다. 저는 제자들에게
테스 늘 이렇게 말했어요. "환자는 실험의 대상이 아니라,
고유한 삶을 가진 인격체다." 의술은 단순한 치료 기술이
아니라, 공감과 책임을 실천하는 도구여야 해요.

메디 그렇다면, 선생님이 생각하는 의학의 본질은
무엇인가요?

히포크라 기억에 의존하지 않고, 삶을 외면하지 않으며, 권력을
테스 남용하지 않는 것이죠. 그리고 그 모든 중심에는 언제나
한 사람의 고통을 진심으로 바라보는 마음이 있어야
합니다. 의학은 과학이지만, 그 토대는 언제나 인간에
대한 깊은 존중과 사랑이어야 하니까요.

의사의 눈이 향해야 할 곳

메디 선생님은 "아무것도 하지 않는 것이 최고의 치료"라는
말을 남기셨죠. 열심히 기록하며 마음을 다해 환자를

돌봐야 한다고 하셨으면서 앞뒤가 맞지 않는 것

아닌가요?

히포크라테스　많은 사람이 그 말을 오해하더라고요. '아무것도 하지

않는다'는 말은 환자를 방치하겠다는 말이 아니에요.

의사의 절제력과 자연을 향한 믿음을 말하는 것입니다.

인간의 몸은 스스로 회복하려는 본능적인 힘인 '자연

치유력'을 가지고 있어요. 의사는 그 치유 과정을 도울

뿐이죠.

메디　자연 치유력을 믿는다면, 의사의 개입은 언제

필요하다고 보시나요?

히포크라테스　도움이 필요한 바로 그 순간, 정확히 필요한 만큼

개입하는 절제력이 중요합니다. 무리한 개입이나 조급한

판단은 회복의 흐름을 깨뜨릴 수 있지요.

메디　'절제'라는 말은 자칫 의사가 수동적이거나 소극적으로

움직여야 한다는 말로도 들릴 수 있어 보이는데요?

히포크라테스　절제는 결코 소극적 회피가 아닙니다. "최대한 덜 해치고

자연에 가장 가까운 방식으로 도와라." 이것이 제가

말하는 절제입니다. 잘못된 개입은 병보다 더 위험할 수

있어요. 의사는 자연 회복력과 환자의 상태를 균형 있게

가늠할 줄 알아야 해요.

메디	결국 "치료하지 않음으로써 돕는다"라는 말은 의사가 한 인간의 삶을 더 넓은 관점에서 바라볼 줄 알아야 한다는 선생님의 철학에서 나온 말이군요.
히포크라테스	의사는 생명을 다루는 존재입니다. 그래서 "사람을 살피되, 함부로 다루지 말라"라는 원칙을 지켜야 합니다. 이것이 제 의학이 도달하고자 했던 목표입니다.
메디	이런 철학은 오늘날에도 여전히 필요한 가르침인 것 같아요.
히포크라테스	의학이 아무리 발전해도 그 기본은 변하지 않아야 합니다. 병을 너무 단순하게 보지 말고, 인간을 기술로만 다루지 말고, 생명을 통제하려 들지 말고, 생명을 돌보는 마음으로 임하라. 의학의 본질은 인간에 대한 사랑이에요.
메디	오늘 히포크라테스 선생님의 이야기를 자세히 들어 보니 선생님은 의사를 넘어 인간적인 학자, 철학자라는 생각이 듭니다. 마지막으로 지금 이 방송을 시청하고 계신 시청자 분들께 하고 싶은 말씀 있으면 한마디 부탁드립니다!
히포크라테스	시간이 벌써 이렇게 지나갔네요. 우선 지금까지 시청해 주셔서 감사합니다. 여러분, 의학은 인간에 대한 깊은

이해와 공감에서 시작됩니다. 이건 단지 약의 문제나
기술의 문제가 아닙니다. 삶과 죽음, 고통과 회복, 인간과
자연 사이의 깊은 연결을 다루는 일이지요. 그러니 저는
제가 남긴 글이나 이론보다 '사람을 돌보는 정신'이
남기를 바랍니다. 그것이 우리 인류에게 가장 필요한
의학의 기본 정신이니까요.

히포크라테스 님과의 인터뷰, 여러분은 어떠셨나요? 왜 의학계의 아버지인지 이제 잘 아시겠죠?

질병을 신의 저주가 아닌 자연의 이치로 본 히포크라테스 님의 통찰력은 신의 영역에 있던 의학을 통제 가능한 인간의 영역으로 끌어와 현대 의학의 기틀을 다졌어요. 인터뷰에서도 여러 차례 강조하셨던 관찰과 기록은 오늘날 의학이 학문으로 자리잡는 데 결정적 역할을 했어요.

히포크라테스 님의 영향을 받아 만들어진, '히포크라테스 선서'는 의사의 윤리 기준을 제시했죠? 그 선서문은 오늘날까지도 의과 대학을 졸업하는 신입 의사들이 윤리 의식을 다짐하는 선서로 사용하고 있어요.

좋은 말씀으로 자리를 빛내 주신 히포크라테스 님께 다시 한번 감사드리면서! 이미 다 눌렀겠지만, '좋아요', '구독' 잊지 말고 꼭 눌러 주세요! 제발~ #의학의_학문화 #의료_윤리

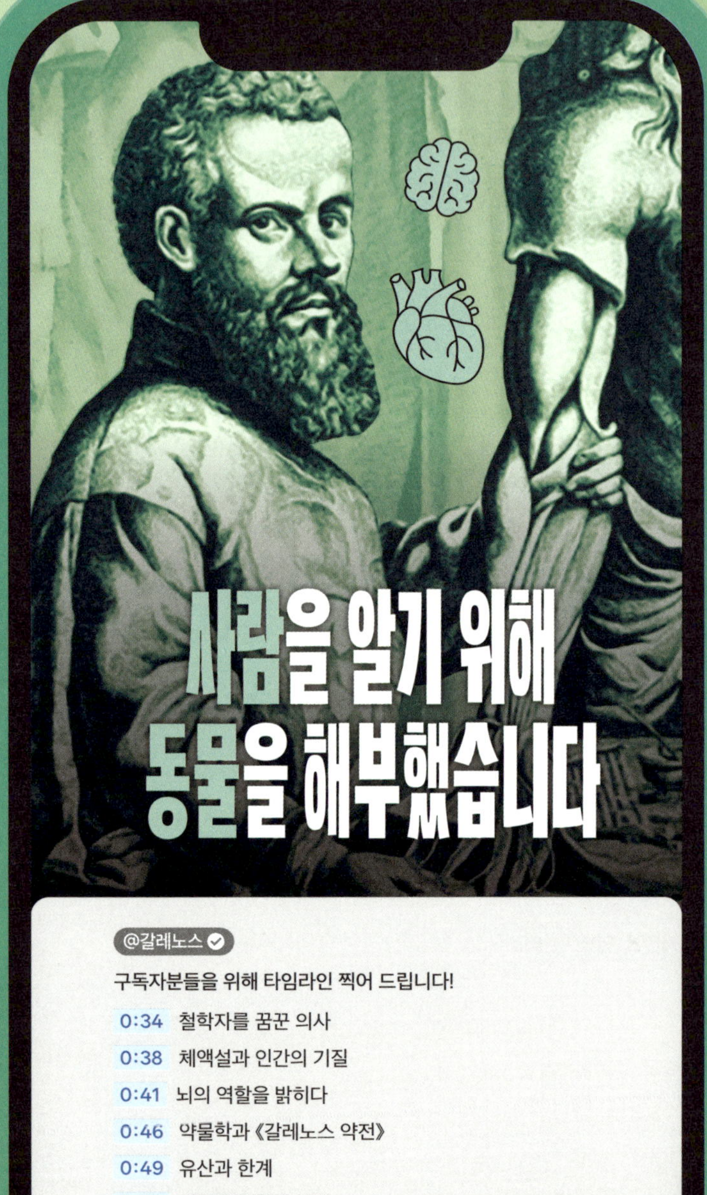

@갈레노스 ✓

구독자분들을 위해 타임라인 찍어 드립니다!

0:34 철학자를 꿈꾼 의사
0:38 체액설과 인간의 기질
0:41 뇌의 역할을 밝히다
0:46 약물학과 《갈레노스 약전》
0:49 유산과 한계
0:53 의학과 철학의 다리
0:57 MC 요약

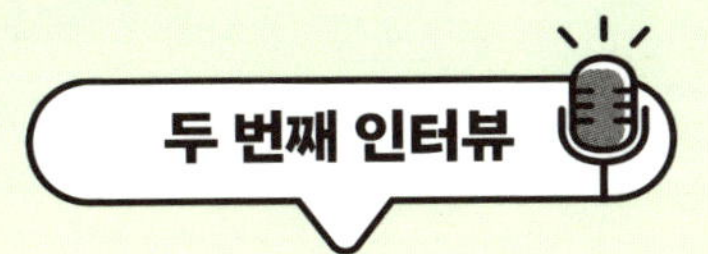

갈레노스

129년~199년

고대 로마 시대의 철학자이자 의학자. 해부학, 생리학, 약물학, 병리학에 이르는 방대한 의학 체계를 통합하고 완성한 주인공. 천 년 이상 유럽과 이슬람 의학의 기준이 되었다. 의학은 철학과 윤리를 바탕으로 인간 전체를 살피는 학문이라고 생각했다.

오늘 이 자리에 또 한 분의 위대한 고대 의학자를 모셨습니다.
과장하지 말라고요? 아니, 정말로!
지난 시간에 만난 히포크라테스 선생님이 의학의 기준을
세웠다면, 이분은 그 기준을 체계화해서 무려 천 년! 천 년
동안 유지시킨 분이에요. 히포크라테스 선생님이 의학의 길을
열었다면, 이분은 그 길에 지도와 설계를 더한 분이라고 할 수
있죠. 이제 좀 기대가 되십니까?
그럼 소개하겠습니다. 페르가몬 출신의 의사이자 철학자! 한
세기가 넘도록 의학의 기준이 되었던 정점의 사나이! 갈레노스
선생님입니다! 멀리서 건너오시느라 고생 많으셨습니다.

갈레노스　　병보다 사람이 먼저다! 반갑습니다, 히포크라테스
　　　　　　선생님의 애제자 갈레노스입니다. 제 시대에는 이런
　　　　　　식의 대화가 가능하리라 상상도 못했어요. 저도

글을 쓰고 제자들을 가르쳤지만, 이렇게 세기와
공간을 뛰어넘는 자리에서 이야기를 나눌 수 있다니
감개무량합니다.

메디 저희가 더 감개무량합니다! 그런데 선생님,
히포크라테스 선생님의 애제자였나요?

갈레노스 음… 사실 직접 뵌 적은 없어요. 애석하게도 선생님과
저는 살았던 시대가 달랐거든요. 그렇지만 제가 너무나
사랑하고 존경하는 분이라 '히포크라테스를 사랑하는
제자'라는 뜻에서 '애제자'라고 이름 붙여 봤습니다.

철학자를 꿈꾼 의사

메디 그렇군요! 그럼 선생님이 태어나신 곳은 어디인가요?

갈레노스 저는 페르가몬이라는 도시에서 태어났어요. 오늘날 터키
서부에 해당하는 곳인데, 제가 살던 때는 로마 제국이
다스리던 도시였지요. 페르가몬은 도서관과 신전,
학문과 예술이 공존하는 멋진 지식의 중심지였어요.
제가 이만큼 똑똑해지는 데 큰 영향을 줬답니다.

메디 똑똑해지는 도시라니! 태어난 곳이 부럽기는 또
처음이네요. 그럼 선생님이 성장하는 데 가장 큰 영향을

준 사람은 누구였나요?

갈레노스 히포크라테스 선생님도 언뜻 떠오르지만, 성장
과정이라고 한다면 역시 제 아버지입니다. 아버지는
건축가이면서 수학자였어요. 제게 수학, 기하학, 천문학,
논리학, 문법 등을 어렸을 때부터 가르치셨죠. 이
조기 교육 덕분에 저는 질서, 구조, 원인과 결과 등을
중요시하게 되었어요.

메디 어디서 들었는데 의사가 되기 전에 철학자가 되고
싶으셨다고요?

갈레노스 맞습니다. 저는 젊은 시절에 '인간이란 무엇인가', '세계의
원리는 무엇인가' 같은 질문에 푹 빠져 살았어요. 철학은
제 마음을 들여다보는 도구 같은 거였죠.

메디 그런데 어쩌다 의학의 길로 들어서신 거예요?

갈레노스 아버지의 한마디 때문이었어요. "철학은 귀하나, 그
사유가 몸에 적용되어야 진정한 실천이 된다"라고 늘
말씀하셨거든요. 어렸을 때는 몰랐는데 다 크고 나니 그
말이 딱 와닿더라고요. 몸에 적용할 수 있는 철학! 그래서
저는 철학을 실천할 도구로 의학을 선택했습니다.

메디 철학을 실천하기 위한 도구로 의학을 선택하셨다니!
대단한 접근인 것 같습니다. 그렇다면 선생님께서 처음

의학을 접한 곳은 어디였나요?

갈레노스 아스클레피오스 신전이었습니다. 당시 많은 병자가
그곳에서 신에게 기도하며 치유를 기대했죠. 신을
모신다는 신관들이 약초랑 의식으로 얼렁뚱땅 치료
비슷한 걸 하긴 했지만, 거기엔 의술보다는 주술적인
믿음이 더 크게 깔려 있었습니다.

메디 선생님께서는 신전의 의술에 의문이 드셨던 걸까요?

갈레노스 맞아요. 저는 같은 증상을 보이는 환자들이 서로
다른 방식으로 회복되는 모습을 보면서 의문을 품기
시작했습니다. 왜 같은 약을 써도 반응이 다를까?
왜 같은 증상이 있어도 결과가 다를까? 그런 생각을
하다가….

메디 그러다가, 히포크라테스 선생님의 사상을 만나신 거죠?

갈레노스 맞아요! 아, 속이 다 후련하더라고요. 히포크라테스
선생님은 질병을 신의 벌이 아니라, 몸의 자연 질서가
무너진 결과로 보셨어요. 병을 치료할 때도 병에 걸린
일부분을 보는 것이 아니라 그 사람 전체를 이해하는
방식으로 질병을 설명하셨죠. 그리고 무엇보다 관찰하고
기록하는 것을 중시하셨어요.

메디 그 만남이 선생님의 의학 세계관을 바꾼 것 같네요.

갈레노스 저는 그때 깨달았어요. 의학은 신의 뜻을 해석하는
종교가 아니라, 인간의 몸과 삶을 이해하고 회복을 돕는
이성적인 학문이라는 걸요. 그 후로 제 모든 탐구를
경험과 논리, 기록과 해부를 중심으로 진행했어요.

메디 의학이 종교가 아닌 학문이라면, 철학과 의학은 또 어떤
관계로 봐야 하나요?

갈레노스 좋은 질문이네요. 의학은 철학 위에 세워져야 합니다.
인간은 단지 육체로 이루어진 존재가 아니에요. 감정,
기억, 습관, 성격, 환경이 얽혀 있는 복합적인 존재지요.
그런 인간을 치료하기 위해선 단순히 약이나 기술만
생각할 것이 아니라, 인간에 대한 깊은 이해가 필요해요.

메디 그렇다면 선생님이 생각하는 '좋은 의사'란 어떤
사람인가요?

갈레노스 좋은 의사는 동시에 좋은 철학자여야 합니다. 병만
보는 것이 아니라 사람을 봐야 하고, 고통을 제거하는
데 그치는 것이 아니라 그 고통이 무엇을 말하는지를
들어야 하지요. '나는 병을 보는가, 사람을 보는가?'
이 질문에 스스로 답할 수 있어야 좋은 의사라고
생각합니다.

체액설과 인간의 기질

메디   히포크라테스 선생님께서 제시한 체액설을 선생님이
더욱 발전시켰다고 들었습니다. 역시 애제자다우신데요?

갈레노스   최고의 찬사, 감사합니다. 히포크라테스 선생님께서는
질병이 신의 형벌이 아니라 자연적인 불균형에서
비롯된다고 보셨어요. 제대로 치료할 생각은 하지
않고 기도만 하는 사람들이 저처럼 답답하셨던 거죠.
선생님의 체액설은 몸을 이루고 있는 혈액, 점액, 황담즙,
흑담즙, 이 네 가지 체액이 중심 개념이었습니다. 저는
이것들을 더 정교한 체계로 확장했죠.

메디   네 가지 체액에 대해 더 자세히 말해 주세요.

갈레노스   자, 들어보세요. 혈액을 만지면 어때요? 따뜻하고
축축하죠? 우리 사계절 중 따뜻하고 습한 기운은 봄에
해당해요. 그래서 혈액은 공기나 활력, 낙관주의와
연결됩니다. 점액은 차고 습하기 때문에 겨울에
해당하고, 물의 성질을 가지고 있어요. 느긋함이나
무기력과 연결되지요. 황담즙은 따뜻하고 건조해서
여름에 해당하고, 불과 분노, 의욕 등을 상징합니다.
마지막으로 흑담즙은 차고 건조해서 가을이며, 흙과

연계되어 우울이나 신중함을 의미합니다. 이제 조금

아시겠나요? 이것들은 단순히 질병의 원인을 설명할 뿐

아니라 기후와 기질, 감정과 행동 반응에도 영향을 줘요.

메디　　　그럼 구체적으로 질병과 체액은 또 어떤 연관성이 있는

건가요?

갈레노스　모든 것은 균형! 균형입니다. 균형이 깨지면 질병으로

이어져요. 혈액 과다는 열병, 혈압 상승, 과잉 행동을,

점액 과다는 냉증, 소화 불량, 무기력으로 나타납니다.

황담즙 과다는 염증, 과민성, 분노 등을 유발하고, 흑담즙

과다는 우울이나 소화기 장애, 의기소침 등을 초래해요.

자 다시 복습, 중요한 게 뭐라고요?

메디　　　어… 균형?

갈레노스　정답!

메디　　　그런데 선생님께서는 체액 이론을 기질 이론으로까지

발전시키셨다고 들었어요. 기질 이론은 뭔가요?

갈레노스　저는 체액설을 인간 성격을 이해하는 네 가지 틀로

확장했습니다. 혈액형 기질은 낙천적이고 외향적이어서

감정이 풍부하지만 충동적입니다. 점액형 기질은

느긋하고 온화하지만 게으를 수 있어요. 황담즙형

기질은 의욕적이고 주도적인데, 성급하고 분노하기

쉽습니다. 마지막으로 흑담즙형 기질은 신중하지만 우울증이 심합니다. 이런 기질들은 단지 성격이 아니라 병에 대한 반응, 약의 효과, 회복 속도까지 좌우합니다.

메디 이 기질이 실제 진료에도 도움이 되나요?

갈레노스 물론이죠! 예를 들어, 황담즙형 환자가 아파서 저를 찾아왔다고 하면, 염증 반응이 빠르기 때문에 염증을 진정시키는 식단과 정서 안정이 우선입니다. 흑담즙형 환자는 동일한 병이라도 심리적 무기력과 절망으로 더 깊은 고통을 겪습니다. 그러니 섣부른 처방보다 심리적 안정이 최우선이지요.

메디 단순히 증상만 보고 약을 처방하면 안 된다는 말씀이군요?

갈레노스 그렇죠. 환자의 말투, 표정, 감정, 수면 패턴, 식사, 계절 반응까지 모든 것이 체액과 기질이 반영된 결과입니다. 진정한 의사는 몸의 리듬과 불균형의 단서를 읽을 줄 알아야 해요.

메디 그럼 선생님은 실제로 그 기질에 맞게 치료하셨나요?

갈레노스 점액형 환자에게는 자극과 활동을 늘리고, 따뜻한 식단과 운동을 권했어요. 황담즙형 환자는 감정 조절을 위해 열을 내리는 약초와 식단을 권했지요. 치료란 단지 약을 주는 행위가 아니라, 삶의 리듬을 조율하는 일이에요.

메디 이 모든 것이 질병이라는 일부를 보는 것이 아니라, 그 질병을 앓는 하나의 인간을 이해하는 과정인 거군요.

갈레노스 정확합니다. 환자는 고장 난 기계가 아니에요. 감정과 기억, 기질과 환경을 지닌 하나의 세계입니다. 의사는 그 세계의 리듬을 존중하고, 그와 함께 호흡할 줄 알아야 합니다.

메디 이런 접근은 오늘날 성격 심리학이나 맞춤 치료와도 닮은 것 같은데요?

갈레노스 그럴지도 몰라요. 의학은 과학인 동시에 철학이고 예술입니다. 그 목적은 단지 병의 제거가 아니라, 삶의 조화와 균형을 회복하는 일이어야 합니다.

뇌의 역할을 밝히다

메디 선생님은 해부학의 선구자로도 알려져 계신데, 당시 로마 제국에서 시신을 해부하는 건 금지 아니었나요?

갈레노스 맞아요. 당시에는 인간의 시신을 해부하는 것이 신성 모독이었어요. 하지만 아는 만큼 보인다고, 저는 몸속을 관찰해 조금 더 많은 것을 알고 싶었어요. 그래서 동물 해부를 통해 대체 연구를 진행했습니다. 원숭이, 돼지, 개, 양 등 다양한 동물의 몸을 갈라 신경계, 근육, 내장 구조 등을 분석했죠.

메디 그런데 생물의 몸이라는 게 참 다양한 것들로 구성돼 있잖아요. 선생님께서는 특히 어떤 부분에 집중하셨나요?

갈레노스 저는 뇌와 척수, 말초 신경의 흐름에 큰 관심을 가졌습니다. 해부를 통해 뇌에서 출발한 신경들이 척수를 타고 내려와 몸 전체를 조절한다는 사실을 관찰했어요. 덕분에 뇌가 단순한 기관이 아니라 신체 전체를 조율한다는 확신을 가졌죠.

메디 하지만 당시에는 대부분의 사람들이 심장을 생각과 감정의 중심으로 여기지 않았나요?

갈레노스 그렇습니다. 사실 저의 위대한 스승, 히포크라테스 선생님은 이미 '뇌가 사고의 중심'이라고 주장하셨어요. 대체 얼마나 앞서가신 겁니까, 선생님! 그런데 사람들은 아무 근거도 없이 자기 심장이 쿵쿵 뛰니까 그냥 심장이 생각과 감정의 자리라고 믿었어요. 하지만 저는 의사로서 환자들을 보며 의심이 들었습니다. 뇌를 다친

환자들이 전과는 전혀 다르게 행동하는 것을 수도 없이
목격했거든요.

메디   히포크라테스 선생님 이후에도 뇌가 사고의 중심이라는
생각이 널리 퍼지진 않았군요.

갈레노스   맞아요. 저 역시 히포크라테스 선생님의 영향을
받았지만, 직접 몸속을 관찰하면서 뇌의 역할을 더
구체적으로 밝혀야 한다고 느꼈죠.

메디   특히 선생님을 확신하게 만든 사례가 있나요?

갈레노스   예를 들어, 머리를 다친 병사가 갑자기 말을 하지
못하거나 성격이 급격히 바뀌는 경우가 있었습니다. 한
병사는 기억을 잃고, 다른 이는 감정을 통제하지 못하고,
또 다른 이는 판단력이 흐려졌지요. 이것은 심장이
아니라 뇌가 사고, 감정, 성격을 조절한다는 강력한
증거예요!

메디   그렇다면 심장은 감정을 느끼는 기관이 아니라는
말씀인가요?

갈레노스   심장은 피를 순환시키는 펌프일 뿐입니다. 그러니까
쿵덕거리는 거죠. 감정을 반영할 수는 있지만, 감정을
생성하는 것은 뇌입니다. 심장의 반응은 신경계가 뇌의
신호에 따라 전달한 결과일 뿐이에요. 진짜 중심은 뇌에

있습니다.

메디 선생님은 당시에 뇌의 구조나 기능에 대해 얼마나 알고 계셨나요?

갈레노스 오늘날만큼 세밀하지는 않았지만, 뇌의 앞쪽은 사고와 판단, 뒤쪽은 운동과 반응에 연결되어 있다고 생각했어요. 모두 해부와 관찰로 발견한 것들이죠. 뇌가 생각과 감정의 중심이라는 것도 모르는 사람들 틈에서 뇌를 부분으로 나누어 세부적인 기능이 서로 다르다는 것까지 추론한 거죠.

메디 세상에나. 당시 사람들은 깜짝 놀랐겠어요. 반발은 없었나요?

갈레노스 물론 있었습니다. '감정은 심장에서 나온다'는 믿음은 종교적 신념에 가까웠거든요. 그래서 저도 히포크라테스 선생님이 억울한 누명을 쓰셨던 것처럼 신을 믿지 않는다는 오해를 받곤 했습니다. 그러나 저는 확신했습니다. 의학은 믿음을 따르지 않습니다. 환자의 증상, 변화, 반응에 귀 기울이는 것이 진정한 의학이죠.

메디 선생님의 사명감이 시대를 넘어 여기까지 전해지는 깃 같아요! 선생님의 연구는 후대 의학에도 영향을 끼쳤다고 들었습니다.

갈레노스 맞아요. 제 주장은 나중에 윌리엄 하비라는 까마득한
후배가 '혈액 순환 이론'을 확립하는 데 중요한 출발점이
되었습니다. 비록 제 연구에 해부학적 오류가 있기는
했습니다만, 구조와 기능을 연결하려는 시도는 의학
역사에서 너무나 중요한 것이었죠.

메디 선생님에게 해부학이란 단순히 몸을 분석하는 작업은
아니었군요?

갈레노스 저는 해부로 인간의 기억과 감정, 판단, 기질 등을
파악하고, 이를 바탕으로 존재의 깊이를 들여다보려
했습니다. "뇌는 모든 말이 시작되고, 모든 감정이
태어나며, 모든 고통이 머무는 곳이다." 이 믿음이 제
해부학 연구의 중심이었어요.

메디 그럼 선생님의 연구가 오늘날 우리에게 남긴 가장 큰
가르침은 무엇일까요?

갈레노스 몸은 단지 구조가 아니라 의미라는 깨달음입니다! 그
구조를 이해해야 인간을 이해할 수 있습니다. 의학이란
단지 생명을 유지하는 기술이 아니라 생명을 존중하며,
그 안에 깃든 인간 전체를 이해하려는 지적이고
윤리적인 탐구인 것이지요.

약물학과 《갈레노스 약전》

메디 갑자기 생각났는데, 아까 신전에서 신관들이 약물 치료도 했다고 하셨잖아요? 그 치료는 별로 효과가 없었나요?

갈레노스 당시에는 많은 약물 치료가 민간요법에 의존하고 있었어요. 약재의 이름 정도는 알려져 있었는데, 정확한 용량, 혼합 비율, 복용 주기, 효과 분류 등 세부적인 것들은 하나도 정리가 되어 있지 않았죠. 그래서 저는 관찰, 실험, 기록을 바탕으로 약물학을 정립하려고 했어요.

메디 참고할 만한 자료도 없으셨을 텐데, 그런 체계는 어떻게 세우셨나요?

갈레노스 식물, 광물, 동물성 재료 등 수백 종의 약재를 직접 수집하고, 실험을 통해 효능, 부작용, 상호 작용을 확인했어요. 그리고 그 결과물을 정리해서 《갈레노스 약전》이라는 약물 사전을 만들었지요.

메디 약물 사전이라면 구체적으로 어떤 내용이 담겨 있나요? 어떤 풀을 먹으년 죽는다, 뭐 그런 건가요?

갈레노스 그런 단순한 내용이면 굳이 제가 나서지 않아도 되죠!

약물 사전은, 음… 따지자면 오늘날의 '국가 의약품 처방 기준서'와 비슷합니다. 저는 단순히 목록을 나열한 것이 아니라, 의학적 기준으로 약의 작용을 분류했고, 어떤 순간에 얼마나 환자에게 약을 줘야 하는지도 상세하게 정리했어요.

메디 선생님께서 약을 다룰 때 가장 중요하게 생각하는 태도는 무엇인가요?

갈레노스 '절제와 분별'입니다. 약은 신비한 마법이 아니라, 인간과 자연 사이의 균형을 조율하는 도구예요. 그래서 상황과 체질에 맞게 알맞은 용량으로 써야 합니다. 무분별한 약물 사용은 치료가 아니라 해악이 될 수 있어요.

메디 아하, 그래서 모든 실험과 처방을 일일이 기록하신 거군요?

갈레노스 맞습니다! 기록은 정말로 중요해요. 그래서 실험 날짜, 환자의 상태, 약물 조합, 복용 후 반응과 부작용까지 모두 꼼꼼히 기록했습니다. 지식을 후대에 남기고 개선할 수 있는 기반을 만들기 위해서였죠.

메디 같은 증상의 환자인데 다른 종류의 약을 처방한 것도 그런 관찰과 기록의 결과인가요?

갈레노스 그렇습니다. 저는 환자의 체질, 기질, 나이, 성별, 계절,

환경까지 세밀하게 계산해서 약을 처방했어요. 열이
많은 체질엔 차가운 약재, 차가운 체질엔 따뜻한
자극제를 사용했죠. 약은 정확하게 맞춰 쓰지 않으면
칼처럼 위험하거든요.

메디 선생님께 약이란 단순한 치료 수단이 아니었던 것
같아요.

갈레노스 약은 환자의 삶에 밀접하게 연결된 도구예요. 그 삶의
패턴에 따라 달라져야 하죠. 그래서 저는 항상 약의
효과를 세심히 관찰하고 그 변화를 기록하면서 유연한
대응을 강조했습니다.

메디 그렇다면 의사는 단순히 약을 지어 주는 사람이 아니라
어떤 존재가 되어야 하는 걸까요?

갈레노스 의사는 자연과 생명, 이성과 윤리의 균형을 추구하는
조율자여야 합니다. 약물은 그 도구일 뿐이죠. 《갈레노스
약전》은 단순히 약을 다룬 책이 아닙니다. 그건 인간을
어떻게 돌볼 것인가를 탐구한 성찰의 기록입니다.

메디 요즘 시대의 의사와 약사들이 선생님의 철학을 통해
무엇을 배울 수 있을까요?

갈레노스 요즘 의사들은 너무 환자를 부분적으로만 바라봐요.
배가 아프다고 하면 배만 보고, 팔이 아프다고 하면

팔만 보죠. 물론 그런 식으로 질병을 표준화해서 오차를
줄이는 것은 필요합니다. 그러나 인간 중심적인 사고를
잃어서는 안 돼요. 약의 효능보다 환자의 반응을 먼저
보고, 질병보다 삶의 리듬을 먼저 이해하며, 속도보다
맥락을 따지는 분별력이 필요합니다. 좋은 의술은
기술의 정밀함뿐 아니라 철학의 깊이가 함께 조화를
이루어야 해요.

유산과 한계

메디　　선생님은 생전에 책을 몇 권이나 쓰셨어요?

갈레노스　한 30권 넘게 썼죠.

메디　　헉, 30권이요? 책 한 권 읽는 것도 힘든데 30권을 직접
　　　　쓰셨다니, 놀랍네요! 어떤 내용의 책들이었나요?

갈레노스　의학, 해부학, 생리학, 약물학, 윤리 등 다양한 분야에서
　　　　책을 썼어요. 이 책들은 단순히 처방 결과를 모아 놓은
　　　　것이 아니라, 경험과 철학, 실천과 사유가 결합된 의학의
　　　　백과사전 같은 거였죠.

메디　　그 책들이 중세 유럽과 이슬람 세계에도 영향을
　　　　주었다던데요?

갈레노스   하하, 벌써 소문이 거기까지 퍼졌군요. 맞습니다. 제
책은 라틴어와 아랍어로 번역돼서, 이븐시나, 알라지
같은 유명한 이슬람 후배 의사들에게 전해졌어요.
특히 이븐시나가 쓴 최초의 의학 참고서인 《의학
정전》에는 제가 책에 남긴 의학이 잘 정리되어 담겼어요.
유럽에서는 살레르노 의과 대학, 볼로냐, 파리 대학
등에서 《의학 정전》을 공식 교과서로 채택했고, 천 년
가까이 서양 의학을 가르치는 교재로 사용했죠.

메디   그런데 오랜 기간 교과서로 쓰이다 보면, 오히려 새로운
발견을 막을 수도 있지 않나요?

갈레노스   어휴, 말도 마세요. 그것 때문에 죽어서도 답답할 때가
너무 많았어요. 저는 원래 관찰과 실험을 중요하게
생각했어요. 의학은 더 많은 관찰과 실험으로
발전되어야 하는 것이라 믿었죠. 그런데 후대 의사들은
제 책을 거의 종교 경전처럼 받아들였어요. 제가 쓴
문장을 암송하고 주석을 다는 일이 의학의 전부가
되다시피 했고, 비판하거나 수정하는 일은 신성
모독으로 여겼습니다. 그래서 의학이 살아 있는 탐구가
아니라 과거의 문헌을 발굴하고 보존하는 학문으로
변질한 시기도 있었어요.

메디　　　선생님의 연구가 오래되다 보니 분명 오류도 있을 텐데,
　　　　　수정하지 못했겠네요?

갈레노스　그렇습니다. 앞서도 말씀드렸지만, 제가 살던 시대에는
　　　　　인간의 몸을 해부하지 못했어요. 저는 주로 동물을
　　　　　해부해 인간의 몸을 유추했죠. 그래서 심장과 혈관의
　　　　　구조 등에 몇 가지 해부학적 오류가 있었어요. 저는
　　　　　언젠가 저보다 나은 관찰을 하는 후배 의사들이 나타나
　　　　　저를 넘어서리라 믿었습니다.

메디　　　그 믿음은 실제로 이루어졌나요?

갈레노스　오래 걸리기는 했지만 결국 넘어서는 대단한
　　　　　후배가 나오더군요! 16세기에 벨기에에서 활동한
　　　　　베살리우스라는 친구였어요. 베살리우스는 직접 인간
　　　　　시신을 해부하며 제 이론의 실험 오류를 과학적으로
　　　　　검증하고 정정했어요. 이는 해부학의 전환점이 되었고,
　　　　　의학이 다시 관찰과 실험 중심으로 돌아가는 데 큰
　　　　　기여를 했습니다.

메디　　　그런데 저였으면, 그런 오류에 대한 비판이나
　　　　　수정을 받아들이기 쉽지 않았을 것 같아요. 선생님은
　　　　　어떠셨어요?

갈레노스　저는 기꺼이 받아들였어요. 지식은 머물러선 안 돼요.

　　　　　　　　　　　　　　　　　　　　　　갈레노스

제 이론이 수정되거나 폐기된다고 해도, 그건 실패가
아닙니다. 오히려 제 의도가 바르게 실현된 것이죠.

메디   그렇다면 선생님의 가장 큰 유산은 책 그 자체가
아니군요?

갈레노스   맞습니다. 제가 남긴 가장 중요한 유산은 몸을 바라보는
눈, 인간을 해석하는 태도, 그리고 '치유란 곧 이해의
다른 이름'이라는 통찰입니다. 저의 책들은 질병의
목록이 아니라, 인간에 대한 철학적 탐구의 시작일
뿐입니다.

메디   오늘날 의사와 과학자들도 이 정신을 이어받을 수
있을까요?

갈레노스   의학은 지금도 끊임없이 갱신해야 하는 탐구의
영역입니다. 과거의 권위를 맹신하지 말고, 새로운 현상
앞에 겸손하게 질문하며, 인간을 중심에 두고 사유하는
것. 그것이 무엇보다 중요합니다. 저는 진정한 의사는
언제나 배우고자 하면서, 스스로 탐색하는 사람이어야
한다고 믿어요. 그리고 그런 탐색과 배움은 책을 덮는
순간 시작됩니다.

의학과 철학의 다리

메디　선생님께서는 인터뷰를 하면서 줄곧 의학과 철학을
함께 강조하셨죠. 그 이유를 구체적으로 말씀해 주실 수
있을까요?

갈레노스　저는 의사가 되기 전부터 철학을 사랑한 사람이었어요.
그리고 의사가 된 후에도 철학은 제 곁을 떠난 적이
없죠. 제게 의학과 철학은 두 갈래가 아니라, 서로를
비추는 하나의 거울입니다. 두 학문은 결국 '인간이란
무엇인가'라는 근원적 질문 앞에서 하나로 만날 수밖에
없어요.

메디　그렇다면 철학은 의사에게 구체적으로 어떤 이로운
역할을 하나요?

갈레노스　철학은 질문하게 만듭니다. 인간이란 무엇인가? 고통의
의미는 무엇인가? 우리는 왜 병드는가? 죽음은 끝인가,
하나의 과정인가? 그래서 철학은 기술이 넘지 못하는
의미의 경계를 열어 줍니다. 진정한 치유란 단지 병을
없애는 것이 아니라, 그 사람의 삶을 회복시키는
일입니다.

메디　"병이 아닌 삶을 회복시키는 일"이라는 말씀이 가슴에

남네요. 그럼 선생님이 생각하신 이상적인 의사는 어떤
모습인가요?

갈레노스 의사는 자연을 이해하고, 인간을 관찰하며, 고통 앞에
침묵하지 않는 자입니다. 이성과 감정, 과학과 윤리,
판단과 연민 사이에서 조화를 이룰 수 있어야 하죠.
그래서 병의 원인을 이성으로 따지되 환자의 눈물을
외면하지 말고, 생명의 질서를 따르되 죽음 앞에서도
존엄을 잃지 말아야 합니다.

메디 선생님의 말씀을 쭉 듣다 보면 서로 멀게 느껴지던
철학과 의학이 서로의 약점을 보완해 주고 있는 것처럼
느껴져요.

갈레노스 너무 정확한 통찰이네요! 철학은 의학에게 겸손과
성찰의 태도를 가르칩니다. 생명을 다루는 사람이
자신을 성찰하지 않는 건 교만하고 위험한 자세죠.
반대로 의학은 철학에게 삶의 실체와 실천의 무게를
부여합니다. 두 학문은 각자의 부족함을 서로의 빛으로
보완하는 거죠.

메디 지금 많은 후세의 의사와 학자들이 이 방송을 보고
있습니다! 갈레노스 선배님이 후배들에게 전하는 조언이
있다면요?

갈레노스   의학은 인간에게 가장 오래된 질문이면서, 새로운
도전입니다. 철학 없는 의학은 방향을 잃고, 의학 없는
철학은 몸을 잃어요. 그래서 이 두 길은 함께 걸어야
하는 오래된 다리입니다. 그 다리 위에서 우리는
매일 질문해야 해요. '내가 보는 것은 단지 증상인가
삶인가?', '이 판단은 이성의 것인가 연민의 것인가?' 이런
질문들이 멈추지 않을 때, 의사는 단순히 병을 다루는
존재가 아니라, 인간을 이해하려 노력하는 존재가 될 수
있겠죠. 그것이 제가 의학과 철학 사이에 다리를 놓으려
했던 이유입니다.

메디   오늘 이야기를 들으며, 갈레노스 선생님은 단지 과거에
머물러 계신 분이 아니라 지금도 우리에게 질문을
던지는 분이라는 생각이 듭니다. '의학이란 무엇인가?',
'의사는 어떤 존재여야 하는가?' 이렇게요!

갈레노스   고맙습니다. 의술은 단지 병을 고치는 기술이 아니라
인간을 이해하고 돌보는 행위입니다. 그러니 의사는
단순한 기술자가 되어서는 안 됩니다. 자신의 이익보다
환자를 먼저 생각하고, 환자 중심의 치료를 실천해야
하지요. 이것이 바로 오늘날 우리가 말하는 '생명 윤리'의
핵심이기도 합니다. '나는 병을 본 것인가, 아니면 사람을

본 것인가?' 저는 이 질문이 여러분 마음속에도 오래
남기를 바랍니다.

갈레노스 님과의 인터뷰, 여러분 어떠셨나요? 저는 아직까지도 갈레노스 님이 던진 질문들이 머릿속을 맴도는 것 같아요!

의학은 단순한 기술이 아니라, 철학과 윤리를 바탕으로 해야 한다고 강조하신 갈레노스 님은 인간을 단순히 육체로 이해하지 않았어요. 감정, 성격, 환경까지 두루 살펴 하나의 종합적인 존재로 보셨죠. 생각과 감정의 중심을 심장으로 보던 시대에 갈레노스 님은 동물 해부와 관찰을 통해 '감정과 사고의 중심은 뇌에 있다'고 당당히 말했습니다. 그 주장은, 지금 보면 당연한 이야기처럼 들리지만 당시에는 매우 혁신적인 관점이었어요. 갈레노스 님이 남긴 여러 책은 의학계의 교과서로 천 년 가까이 서양 의학의 기준이 되기도 했죠.

먼 길 달려와 좋은 말씀을 전해 주신 갈레노스 님께 감사드리면서! 이미 다 눌렀겠지만, '좋아요', '구독' 잊지 말고 꼭 눌러 주세요! 제발~

#의학과_철학 #해부학

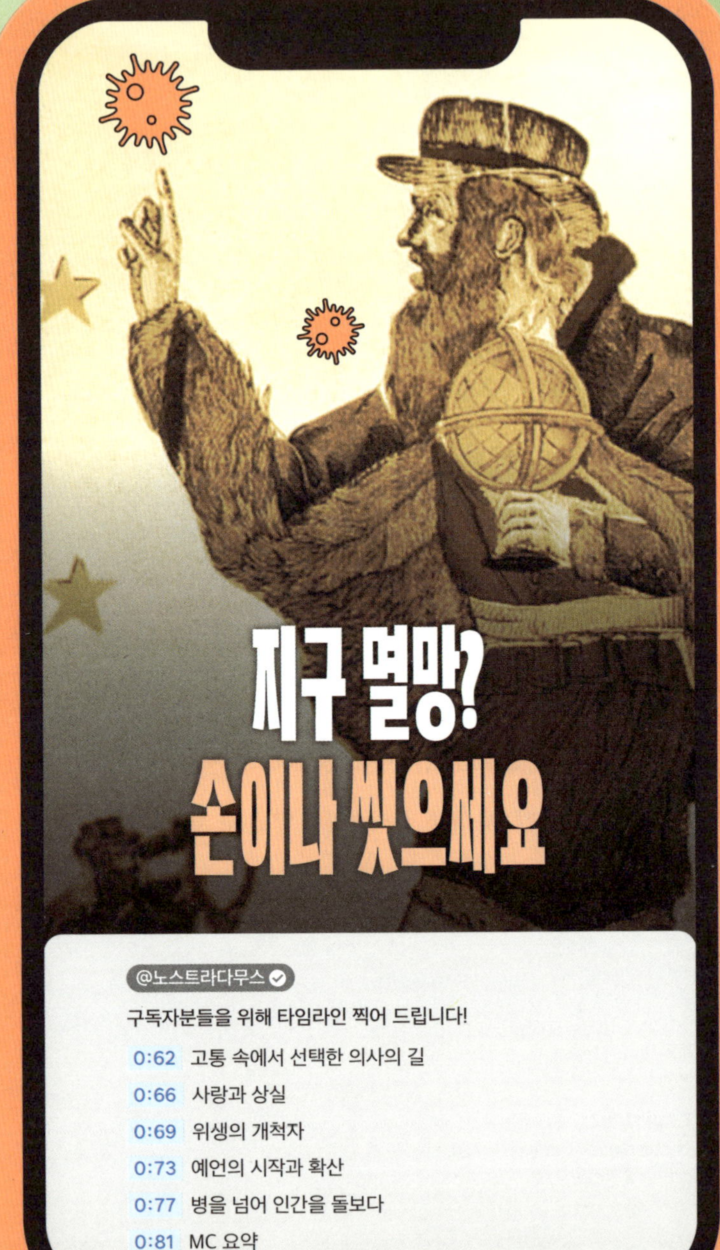
지구 멸망?
손이나 씻으세요
@노스트라다무스
구독자분들을 위해 타임라인 찍어 드립니다!
0:62 고통 속에서 선택한 의사의 길
0:66 사랑과 상실
0:69 위생의 개척자
0:73 예언의 시작과 확산
0:77 병을 넘어 인간을 돌보다
0:81 MC 요약

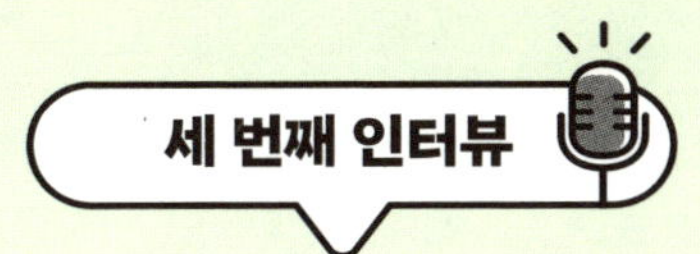

노스트라다무스

- - - - - - - -

1503년~1566년

프랑스 르네상스 시대 의사이자 점성술가. 흑사병 시대 위생 개념을 처음 도입한 실천적 의사이자, 《예언집》으로 역사적 해석과 논쟁을 낳은 예언자로 기억된다.

오늘은 단지 과거에 머물러 있는 사람이 아니라, 시간의 경계를
넘어 미래를 읽으려 했던 한 인물을 모셨습니다. 이분은 의사이자
점성술사, 시인이자 예언가로 지금까지도 꾸준히 사람들의
입에 오르내리는 전설적인 분인데요. 중세시대, 유럽 인구 절반
가까이를 죽음으로 이끈 끔찍한 전염병의 공포 속에서 위생이라는
개념을 도입한 천재 의사! 엄청난 예언 적중력으로 왕의 죽음까지
맞힌 소름돋는 예언가! 맞습니다, 여러분이 아는 바로 그 사람.
소개합니다. 본명은 미셸 드 노스트르담, 노스트라다무스
선생님입니다! 시간의 강을 건너 이 자리에 함께해 주셔서
감사합니다.

**노스트라
다무스** 보인다… 보인다… 시청자들이 '구독' 버튼 누르는
장면이 보인다! 반갑습니다. 시간의 흐름 속에 인간의
운명을 고민하는 남자, 노스트라다무스입니다. 이렇게

먼 시대에서도 제 이야기를 듣고자 하시니 놀랍고
기쁘네요.

메디   선생님, 본격적으로 시작하기 전에 제 미래도 점쳐 주실
         수 있나요? 구독자 많이 늘 수 있을까요?

노스트라 맨입으로?
다무스
메디   헉… 가난한 유튜버는 질문을 하겠습니다… 사실 가장
         먼저 여쭙고 싶었던 건 선생님의 어린 시절이었어요.
         어디에서 태어나셨고, 어떤 환경에서 자라셨나요?

고통 속에서 선택한 의사의 길

노스트라 저는 1503년, 프랑스 남부의 생레미드프로방스에서
다무스   태어났습니다. 햇살이 따사롭고 올리브 나무와 라벤더
         꽃이 넘실대는 고요한 도시였죠. 그곳에서 저는 자연과
         가까이 지내며 어린 시절을 보냈습니다.

메디   가정 환경은 어떠셨어요?

노스트라 저희 집은 상업에 종사하는 중산층이었어요. 조상들은
다무스   원래 유대인이었는데, 할아버지께서 가톨릭으로
         개종하셨죠. 당시는 유대인에 대한 사회적 편견이
         심했거든요. 살아남기 위한 개종에 가까웠지만 그

덕분에 저는 유대교 전통의 지식과 기독교 문화
사이에서 균형을 이루며 교육받을 수 있었어요.

메디 그런 배경이 선생님이 학문적으로 성장하시는 데 영향을
주었나요?

**노스트라
다무스** 그럼요. 저는 물건 파는 일에는 별로 관심이 없었는데
지식에 대한 갈증은 어릴 적부터 남달랐어요. 특히
천문학과 약초에 관심이 많아서 밤하늘의 별자리를 보는
걸 즐겼습니다. 할아버지는 저에게 고대 그리스어와
라틴어를 가르쳐 주셨고, 옛날 서적과 의학 문헌도 보여
주셨어요. 그 덕분에 제가 여기까지 올 수 있었죠.

메디 어렸을 때부터 열정이 넘치셨네요! 본격적으로 학문을
시작하신 건 언제쯤이에요?

**노스트라
다무스** 15살이 되던 때인 것 같네요. 저는 그때 아비뇽 대학에
입학해서 수사학과 고전 문헌을 공부하기 시작했어요.
그리스 철학과 갈레노스의 의학, 점성술과 수학 등 여러
지식을 접할 수 있었습니다.

메디 15살에 대학을 가셨다고요? 완전히 영재셨네요! 앗,
그런데 그 시기에 선생님이 계셨던 유럽은 흑사병으로
난리였지 않나요?

**노스트라
다무스** 맞아요. 제가 대학에 입학하고 얼마 지나지 않아

흑사병이 유럽 전역에 퍼졌어요. 정말 많은 사람이
죽었죠. 제가 다니던 아비뇽 대학은 폐쇄되었고, 저도
학교를 그만두고 고향으로 돌아갈 수밖에 없었습니다.

메디 선생님은 그런 혼란 속에서 어떤 마음으로 하루하루를
버티셨나요?

노스트라다무스 비극을 겪으면서 제 마음속에는 질문 하나가 깊게 자리
잡았어요. 병은 왜 생기는가? 인간의 운명은 무엇으로
결정되는가? 그리고 우리는 어떻게 이 죽음에 맞서
싸울 수 있는가? 그건 단순한 의문이 아니었고, 제 삶의
방향을 바꾸는 계기가 되었어요.

메디 맨 정신으로 버티는 것도 힘든 상황에 미래를 생각하고
움직이셨다는 게 정말 대단해요. 그 후 선생님은 어떻게
살아가셨나요?

노스트라다무스 저는 프랑스 전역을 떠돌기 시작했습니다. 무려 8년간
도시와 마을을 전전하며 약재 상인들을 찾아다녔죠.
저는 책이 아니라, 삶의 현장에서 의학을 배우고
싶었어요. 그래서 병든 이를 직접 만나고 그들의 고통을
피부로 느끼며 무엇이 효과가 있고 무엇이 무의미한지를
몸으로 익혔죠.

메디 당시 사람들은 의학을 어떻게 이해하고 있었나요?

노스트라 다무스	여전히 많은 사람이 질병을 신의 형벌로 여겼어요. 일부 의사들이 피를 뽑는 오래된 의술을 사용하기도 했지만, 저는 그보다는 자연과의 조화를 회복하는 방식에 관심을 가졌습니다.
메디	그러면 치료하실 때 선생님이 신관이나 의사들과 다르게 신경 쓰셨던 부분이 있나요?
노스트라 다무스	무엇보다 위생에 집중했습니다. 손을 씻고 생활 환경을 청결하게 유지하는 것이 오늘날엔 당연한 말 같지만, 위생이라는 개념이 없던 당시에는 매우 드문 일이었거든요.
메디	선생님의 위생 관념 덕분에 많은 사람이 생명을 구했다고 들었어요!
노스트라 다무스	실제로 많은 환자가 저에게 고마워했죠. "노스트라다무스가 온 뒤로 질병이 줄어들었다"라는 말이 돌기도 했어요. 물론 위생 관리 하나로 병을 완전히 막을 수는 없습니다. 하지만 속수무책으로 죽음을 받아들여야 했던 시대에 제가 제시한 위생 관념은 사람들에게 절망 대신 작은 이해와 실천이라는 희망을 안겨 주었어요.
메디	결국 그러한 경험들이 선생님을 의사의 길로

이끌었군요?

노스트라
다무스

맞아요. 상황이 조금 잠잠해지고 난 뒤, 저는 다시
대학에 입학해 정식으로 의학을 공부했어요. 하지만 그
여정은 순탄하지 않았습니다. 당시에는 사람이 아프면
교회나 주술에 의지했어요. 그래서 제가 강조한 위생
관념을 오히려 주술처럼 여기는 이들도 있었습니다. 또
유대인이라는 이유로 저를 따돌리는 이들도 있었지요.

메디

그럼에도 불구하고 의사의 길을 포기하지 않으셨던
이유가 있을 것 같아요.

노스트라
다무스

병자를 살핀다는 건 단지 육체를 치료하는 일이
아닙니다. 그들의 눈동자에서 삶의 질문을 읽는 일이죠.
저는 질병을 통해 인간을, 인간을 통해 세계를 이해하고
싶었어요. 치료보다 더 중요한 것은 공감과 해석이라
믿었습니다.

사랑과 상실

메디

선생님, 아까 흑사병 현장을 경험한 이후로 다시 학문을
이어 갔다고 하셨는데요. 어느 학교에서 공부하셨나요?

노스트라
다무스

저는 1529년에 몽펠리에 대학에 입학했습니다.

프랑스에서 명망이 높은 의학 교육 기관 중 하나였죠.
저도 정식 의사 자격을 갖추고 싶어 그곳의 문을
두드렸습니다.

메디 몽펠리에 대학에서도 많은 걸 배우셨겠군요?

**노스트라
다무스** 그렇긴 했지만, 오래 다니지는 못했습니다. 예상치 못한
일이 벌어졌거든요.

메디 예상치 못한 일이요? 어떤 일이었나요?

**노스트라
다무스** 제가 과거에 약재 상인으로 일했던 이력이 문제가
되었습니다. 당시 대학은 손으로 약을 만들거나 병자를
치료한 사람을 '학문에 어울리지 않는 자'로 봤어요.
지금 생각해도 어이가 없는데, 네… 뭐, 결국 퇴학당했죠.
머리로 배우는 자만 학문을 할 수 있다는 시대의
편견이었습니다.

메디 의사가 약을 만지고 사람을 치료해야지, 그게 무슨 말도
안 되는 상황이래요? 선생님께는 정말 큰 상처였겠어요.

**노스트라
다무스** 너무 속상했죠. 하지만 저는 그때도 포기하지 않았어요.
혼자 책을 읽고, 밤하늘을 보면서 마음을 다잡았죠.
병자를 돌보는 일도 계속했어요. 삶이 가르쳐 주는
것들이 학교에서 배우는 것보다 더 깊다고 느꼈거든요.

메디 그 무렵 결혼도 하셨다던데요?

067

노스트라
다무스   맞아요, 앙리에트. 따뜻하고 단단한 사람이었죠. 저는
단숨에 사랑에 빠져서 결혼했고, 두 아이를 낳았습니다.
제 인생에서 가장 평온하고 소중한 시간이었어요.

메디   슬프지만, 그 평온한 시간이 그리 길지 않았다 들었어요.

노스트라
다무스   그렇습니다. 저는 아내와 두 아이를 흑사병으로
잃었습니다. 세상에 혼자 남겨진 기분이었죠. 이 세계가
왜 이토록 잔인한지 묻고 또 물었습니다. 사랑을 잃은
사람에게 세상은 더 이상 전과 같은 모습이 아니었어요.

메디   선생님의 삶에 어떤 변화가 생겼나요?

노스트라
다무스   그때부터 저는 '치유자'가 아니라 '탐구자'가 되었어요.
병을 고치는 것을 넘어, 인간의 운명과 신의 뜻을
찾아다녔죠. 왜 어떤 생명은 살고 어떤 생명은 죽는지,
왜 노력으로도 피할 수 없는 일이 있는지, 끝없이
질문했습니다.

메디   그 질문들이 선생님을 예언과 점성술, 신비주의의 길로
이끈 건가요?

노스트라
다무스   맞습니다. 저는 하늘의 별과 인간 사이에 어떤 연관점이
있을 거라고 생각했어요. 예언은 저에게 운명을
해석하는 도구였고, 점성술은 우주의 언어를 읽는
방법이었죠. 저는 병의 원인뿐 아니라 인생의 구조를

알고 싶었어요.

메디　선생님의 삶은 눈에 보이는 뚜렷한 증거를 바탕으로
하던 의학에서 눈에 보이지 않는 것의 이치를 따지는
예언으로 나아간 셈이군요.

노스트라
다무스　그렇습니다. 저는 병든 이의 육체를 살피던 손으로
인간의 운명까지 어루만지고 싶었어요. 그 둘이 그리
다른 것이라고 생각하지도 않았고요. 병과 죽음, 사랑과
상실, 별과 시간은 겉모습은 달라도 같은 알맹이를 갖고
있답니다.

위생의 개척자

메디　그래서인지 요즘 시대 사람들은 선생님을 예언가로만
기억해요. 하지만 저는 선생님의 또 다른 면모,
의사로서의 삶이 더 궁금합니다. 특히, 앞에서도 잠깐
언급되었던 흑사병에 관련된 이야기를 자세히 듣고
싶어요.

노스트라
다무스　흑사병… 제 인생을 바꾼 사건이었죠. 그야말로 검은
재앙이었습니다. 흑사병은 몸뿐 아니라 정신까지
집어삼키는 병이었어요. 의사로서도, 한 인간으로서도

무력감을 절실히 느꼈습니다.

메디 얼마나 끔찍했을지 상상도 하기 어렵네요. 흑사병에
걸리면 어떤 증상이 나타나나요?

**노스트라
다무스** 처음엔 열과 두통, 그리고 전신의 피로감이 몰려옵니다.
곧이어 사타구니나 겨드랑이 등에 고름이 가득
찬 종기가 생겨요. 피부는 검게 썩고, 피를 토하기
시작합니다. 하루이틀 사이에 고열로 정신을 잃고 죽는
사람들이 속출했어요. 그래서 사람들은 흑사병을 '신의
분노' 또는 '하늘의 심판'이라 여겼습니다.

메디 그 시절 유럽 사회의 분위기는 어땠나요?

**노스트라
다무스** 한마디로 아비규환이었어요. 한 도시에서 절반이 넘는
사람들이 떼죽음을 당했으니까요. 시체가 너무 많아서
치울 수조차 없었어요. 사람들이 지나다니는 길거리에
시체가 잔뜩 쌓인 채로 방치됐습니다. 시체 썩는
냄새가 진동했죠. 질병을 신의 뜻이라 믿던 사람들은
종말이 왔다고 믿었어요. 그래서 일부 사람들은
정상적인 삶을 포기하고 쾌락에 빠져 방탕하게 살기도
했습니다. 사람이 사람답게 살기를 포기하는 광경을
보는 건 병으로 죽는 사람들을 보는 것보다 더 무서운
일이었어요.

메디 흑사병을 치료하려는 시도는 없었나요?

노스트라 앞에서도 말했듯이 당시 사람들은 병을 '악한 기운'이나
다무스 '신의 저주'로 여겼어요. 그래서 치료보다는 기도나 부적
같은 신앙에 의지하거나, 피를 뽑는 사혈 같은 미신에
의존했습니다. 환자와의 직접 접촉은 꺼렸고, 오히려
병든 환자를 방치하는 경우가 많았죠.

메디 그렇다면 선생님은 어떻게 대응하셨나요?

노스트라 먼저, 시체를 방치하지 않고 즉시 땅에 묻었어요. 환자를
다무스 치료하면서 나온 오염된 붕대와 의복도 모두 불태웠고,
물은 반드시 끓여서 마셨습니다. 당시로서는 감염의
매개로 알려지지 않았던 쥐도 처음으로 박멸 대상에
포함시켰죠.

메디 그런 위생 관념이 그 시대엔 거의 존재하지
않았다던데요?

노스트라 맞아요. 지금 보면 당연한 위생 조치들이지만, 당시에는
다무스 꽤나 파격적이었습니다. '위생'이라는 말 자체가 학문적
개념으로 자리 잡은 것도 그보다 훨씬 지난 후의
일이니까요.

메디 정말 앞서가신 거네요! 선생님은 위생이 중요하다는 걸
어떻게 알게 되신 거예요?

노스트라다무스 저는 환자들의 상태와 주변 환경을 관찰하면서, 병의 확산에 일정한 규칙이 있다는 사실을 직감했어요. 그래서 병을 퇴치하려면 '정리와 청소'부터 시작해야 한다고 생각했죠.

메디 실제로 그런 방식이 효과가 있었나요?

노스트라다무스 그럼요! 제가 머물렀던 지역은 위생 조치 덕분에 흑사병 피해가 상대적으로 적었습니다. 사람들은 제가 신관이나 의사들과 무언가 다른 조치를 하고 있다는 것을 알아챘고, 저를 찾아오는 환자들이 점점 늘어났어요. 덕분에 생명을 살렸다는 감사 인사도 많이 받았죠.

메디 그런데 선생님은 감사 인사보다 더 큰 비난도 받으셨다고요?

노스트라다무스 사람들은 예언과 과학을 함께 다루는 저를 쉽게 이해하지 못했습니다. 제가 병을 퍼뜨렸다는 말도 들었고, '흑마법사'라는 비난도 받았죠. 어떤 사람들은 제가 죽은 이를 되살릴 수 있다고 믿었고, 저주를 내릴 거라며 두려워했어요.

메디 가장 힘들었던 순간은 언제였나요?

노스트라다무스 아내와 아이들을 잃은 후 아내의 가족이 저를 상대로 소송을 건 적이 있어요. 의사인 제가 가족의 죽음을 막지 않았다며 결혼에 든 비용을 돌려달라고 요구한 거예요.
그 일을 겪으며 제 마음은 완전히 무너졌습니다. 하지만
저는 아무도 탓하지 않았어요. 진료도 멈추지 않았죠.
그때는 세상 전체가 병들어 있었고, 사람들은 누구나
불안에 짓눌려 있었으니까요.

메디 어려운 상황에서도 계속 환자들을 돌보셨다니, 정말
존경스럽습니다.

예언의 시작과 확산

메디 의사로 활동하시다가 본격적으로 예언의 길로 들어서게
된 계기가 혹시 있으세요?

노스트라다무스 수많은 죽음을 지켜보면서 저는 인간의 운명을 더
넓은 시야로 바라보고 싶어졌어요. 병을 치료하는 것을
넘어 그 병이 왜 반복되는지, 어떤 흐름으로 세상이
움직이는지를 알고 싶었지요. 그렇게 예언의 길로
조금씩 발을 들이게 되었습니다.

메디 본격적으로 예언 활동을 시작한 건 언제인가요?
1547년에 프랑스 남부의 살롱드프로방스라는 작은
도시로 이주한 뒤부터예요. 그곳에서 저는 비교적

평온한 시간을 보내면서 별들을 관찰하고, 고대의 점성술과 제 경험을 토대로 '예언 달력'을 쓰기 시작했죠.

메디 그 예언들이 책으로 출간된 건가요?

노스트라다무스 맞아요. 1555년에 처음으로 100편의 사행시를 모아서 《예언집》이라는 제목의 책을 출간했습니다. 라틴어와 프랑스어, 그리고 고대 상징을 섞어 썼기 때문에 상당히 어려운 책이었어요. 많은 사람이 의미를 정확히 알지는 못했지만, 오히려 그 모호함이 상상력을 자극했죠.

메디 책은 처음부터 주목을 받았나요?

노스트라다무스 아니요. 처음에는 호기심이나 의심 때문에 사 보는 사람들밖에 없었어요. 하지만 얼마 지나지 않아 2권에 실린 예언이 주목을 받았죠. 바로 프랑스 국왕 앙리 2세의 죽음을 예견한 시였습니다. "젊은 사자가 늙은 사자를 투구를 통해 찌른다"라는 구절이 경기 중에 부상을 입어 사망한 앙리 2세의 죽음과 겹쳐서 사람들이 예언에 주목하기 시작했어요.

메디 그 사건이 선생님의 명성을 크게 높였겠군요.

노스트라다무스 그때부터 사람들은 제 예언을 진지하게 받아들이기 시작했습니다. 왕실에서도 관심을 보였어요. 저는 카트린 드메디시스 왕비의 초청을 받아 파리에서

여러 차례 예언을 하기도 했어요. 하지만 그런 명성이
부담스러울 때도 많았죠. 사람들이 진실보다 해석에
집착하기 시작했으니까요.

메디 맞아요. 그래서 선생님의 예언은 이후에도 계속 화제가
되었어요. 나폴레옹이나 히틀러 같은 인물의 등장이나,
9·11 테러 같은 역사적 참사가 모두 선생님의 예언에
들어맞았다고 믿는 사람들이 늘어났거든요. 그러면서
자연스럽게 제3차 세계 대전이나 지구 멸망 같은, 아직
오지 않은 미래에 집착하는 사람도 생겼습니다.

노스트라 답답한 사람들이네요. 제가 남긴 글은 상징으로
다무스 이루어졌기 때문에 해석하는 사람에 따라 전혀 다른
의미로 읽힙니다. 어떤 사람은 그 속에서 미래의
재앙을 읽고, 어떤 사람은 시대의 경고를 목격하죠.
하지만 제가 그걸 쓴 이유는 두려움을 조장하려는
의도가 아니었어요. 인류 역사의 어떤 흐름과 징후를
기록하려는 것이었죠.

메디 그렇다면 선생님의 예언은 단순히 미래를 예측하는 것이
아니라, 시대의 흐름을 읽는 방식이었던 거군요.

노스트라 정확히 그렇습니다. 제 예언은 사건을 예보하는 것이
다무스 아니라, 인류가 반복해 온 일정한 형태의 조짐을

관찰하고 기록하는 작업입니다. 역사를 보면 큰 사건에는 항상 어떤 흐름이 있어요. 인간은 그 흐름 속에서 일정한 리듬을 반복하죠. 저는 그 리듬이 어떤 식으로 변주되어 불협화음을 만드는지 주의 깊게 듣고 싶었던 겁니다.

메디 하지만 어떤 사람은 선생님의 예언을 맹신했고, 또 어떤 사람은 예언이 불안을 조장하며 개인의 명성을 쫓는 행위라고 비판하기도 했죠. 실제로 선생님께서 말년에 이성과 과학보다 신비주의에 의존했다는 평가도 있는데요. 이런 시선은 어떻게 보시나요?

노스트라다무스 그런 비판이 있다는 건 잘 알고 있습니다. 하지만 저는 미래를 통보하는 수단으로 예언을 쓴 게 아니에요. 예언은 거울과 같습니다. 보는 이의 마음에 따라 다른 상이 비칠 뿐이죠. 저는 예언 시를 일부러 모호하게 썼고, 일부러 문장을 왜곡하기도 했습니다. 진실을 숨기기 위해서가 아니라, 해석이 지나치게 명확해지는 것을 경계한 거죠.

메디 결국 예언보다 중요한 건, 그것을 해석하고 받아들이는 사람의 태도라는 말씀이군요.

노스트라다무스 그렇습니다. 저는 미래가 이미 정해져 있다고는

생각하지 않아요. 다만 세상의 분위기나 흐름, 작은
징조들을 느낄 수 있을 뿐이지요. 저는 그런 변화의
기운을 시로 표현했을 뿐입니다. 그 시를 어떻게
해석할지는 각자에게 달려 있습니다. 물론 그 해석이
누군가의 생각이나 행동을 바꾸고, 또 다른 현실을
만들어 낼 수도 있겠지요. 하지만 저는 제 예언이
모두에게 믿음을 줄 필요는 없다고 생각해요. 사람들이
불안하거나 혼란스러울 때 그 시대를 헤쳐 나가는 작은
길잡이가 될 수 있다면 충분하다고 생각합니다.

병을 넘어 인간을 돌보다

메디　선생님께선 예언자이자 의사, 두 얼굴로 기억되고
있습니다. 스스로는 어떤 삶을 살고자 하셨나요?

노스트라
다무스　무엇보다도 저는 인간을 이해하고 싶었어요. 병든 몸과
불안한 마음, 보이지 않는 미래 앞에 혼란스러워하는
사람들에게 다가가고 싶었죠. 제가 가진 지식과 언어가
작은 빛이 되기를 바랐습니다.

메디　그런 마음이 의학과 예언이라는 서로 다른 길로 이어진
걸까요?

노스트라 다무스	그렇습니다. 의술은 고통에 손을 내미는 방식이었고, 예언은 방향을 가리키는 언어였습니다. 하나는 현재를 돌보는 일이었고, 다른 하나는 미래를 응시하는 작업이었지요. 저는 그 두 세계를 오가며 인간이라는 존재를 더 깊이 들여다보고자 했습니다.
메디	선생님은 삶의 끝자락에서도 예언자로서의 면모를 보여주셨다고 들었어요.
노스트라 다무스	맞습니다. 1566년 7월 1일 밤, 저는 가족들에게 말했죠. "내일 이 시간, 나는 더 이상 여기에 없을 거야." 그 예언은 적중했고, 제 삶의 마지막 예언이 되었죠.
메디	그 마지막 장면은 신비롭기도 하고, 또 한편으론 명성에 비해 조용하고 담담한 죽음처럼 느껴지기도 해요.
노스트라 다무스	저는 두렵지 않았어요. 위대한 예언자가 아닌, 한 인간으로 죽음을 받아들였으니까요. 사람은 누구나 죽어 없어지지만, 그 사람이 어떻게 살았는지는 세상에 남습니다. 제가 세상에 남긴 것은 시와 사유, 그리고 조용한 질문들이었어요.
메디	오늘 이야기를 나누며 새삼 느낀 것은 선생님이 단지 예언자로만 남은 분은 아니라는 점입니다. 사실상 시대를 앞선 공중 보건의 선구자이자, 환자를 고려한

치료를 실천한 진정한 의사셨던 것 같아요.

노스트라 다무스 고맙습니다. 저는 예언서보다 수많은 병자의 손을 먼저 잡았고, 병과 죽음 앞에서 인간의 고통을 배웠습니다. 의학은 병을 고치기만 하는 기술이 아닙니다. 사람을 대하는 윤리이자 태도이며, 연민의 실천입니다. 두려움 속에서 다른 사람에게 손을 내미는 용기, 답이 없어도 질문을 멈추지 않는 자세, 그리고 무엇보다 사람을 대하는 진심 어린 마음이 사라지지 않기를 빕니다.

메디 선생님의 마음이 지금도 많은 사람에게 울림을 주는 것 같아요. 다만 한편으로 예언을 오해하거나 지나치게 맹신하는 사례도 있었던 것 같습니다.

노스트라 다무스 그 점은 저도 안타깝게 생각합니다. 결국 저는 완전한 예언자도, 의사도 아니었을지 모릅니다. 하지만 인간을 이해하려 했던 마음과 고통 앞에 무릎 꿇지 않으려 했던 태도, 그것만은 지켰다는 것을 꼭 알아 주세요. 그 정신이 지금 이 시대에도 살아 있다면, 저는 더 바랄 것이 없습니다.

메디 마지막으로 오늘의 대화를 마무리하며 남기고 싶은 말씀이 있을까요?

노스트라 다무스 시대는 달라졌지만, 인간이 불안한 이유는 본질적으로

변하지 않았어요. 어쩌면 그것 때문에 제가 남긴 말이
아직 사람들의 입에 오르내리는 것일 수도 있죠. 만약
제가 남긴 말이 누군가의 불안하고 어두운 마음 속에
작은 등불이 될 수 된다면, 그것으로 저는 만족합니다.
빛은 늘 사람 안에 있으니까요.

노스트라다무스 님과의 인터뷰, 여러분 어떠셨나요? 우리가 예언자로만 생각했던 분의 삶을 깊게 들여다보니 사람이 달리 보이는 것 같아요.

흑사병의 공포 속에 시대를 앞서간 노스트라다무스 님은 청결과 위생, 환경 관리에 중점을 둔 실용적인 치료법을 실천했어요. 전염병의 원인까지는 과학적으로 알 수 없는 시대였지만, 물을 끓여 마시고 시신을 빠르게 매장하며 오염된 물품을 불에 태워 버리는 조치는 의학이 발전한 현대에 보면 놀랍도록 앞선 대응이죠.

그러나 반복되는 전염병과 그로 인한 가족의 죽음을 겪으며 노스트라다무스 님은 사람들의 고통 너머에 흐르는 징조와 흐름을 시로 기록하기 시작했어요. 그러니까 예언은 미래를 정해 주는 도구가 아니라, 스스로를 돌아보게 하는 성찰의 도구였던 거에요.

전염병을 치료한 의사이자 시대의 불안을 기록한 시인으로 남은 우리 노스트라다무스 님에게 깊은 감사의 인사를 드리면서! 이미 다 눌렀겠지만, '좋아요', '구독' 잊지 말고 눌러 주세요! 제발~ #흑사병 #위생

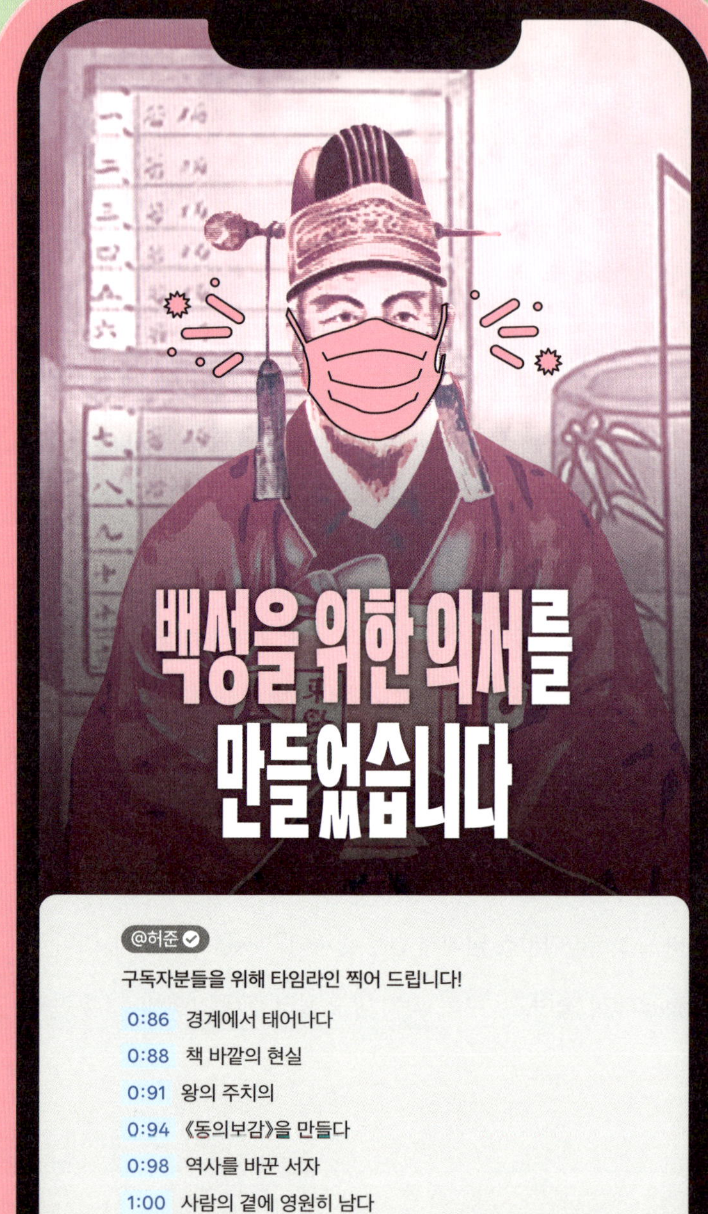
백성을 위한 의서를
만들었습니다
@허준
구독자분들을 위해 타임라인 찍어 드립니다!
0:86 경계에서 태어나다
0:88 책 바깥의 현실
0:91 왕의 주치의
0:94 《동의보감》을 만들다
0:98 역사를 바꾼 서자
1:00 사람의 곁에 영원히 남다
1:03 MC 요약

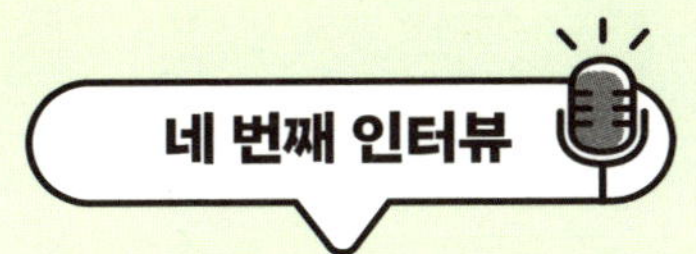

허준

1539년~1615년

조선 중기의 내의원이자 어의, 《동의보감》의 편찬자. 실력과 헌신으로 신분의 제약을 뛰어넘어 조선 최고의 의사가 되었다. 의술을 단순한 기술이 아닌 사람을 위한 도리로 생각했다.

오늘은 조선시대 스타 한 분을 모셨습니다. 그 시대에 스타가 어디한둘이냐고요? 맞는 말씀입니다. 그런데 '조선시대 스타 의사'라고 하면 얘기가 달라지죠. 여러분도 순간 한 사람의 이름이 스쳐 가지 않았나요?

백성을 위한 의학을 실천했던 따뜻한 마음을 가진 남자! 조선의 의학 지식을 한 권의 책으로 모아 완성한 위대한 의학자! 중인으로 태어나 오로지 의술 하나로 최고 관직에까지 오른 신분 역전의 주인공! 소개합니다, 구암 허준 선생님이십니다! 500년 가까운 시간을 건너오시느라 고생 많으셨습니다.

허준 안녕하세요. 조선시대 스타 의원, 준이에요. 따뜻하게 반겨 주셔서 감사합니다. 당대에 제가 잘나가긴 했지만, 500년이 지난 미래의 여러분이 저를 기억해 주실 줄은 꿈에도 몰랐어요.

메디 　어휴, 허준을 모르면 간첩이죠! 선생님이 쓰신

《동의보감》은 아직까지 널리 읽히고 있는걸요.

허준 　몸 둘 바를 모르겠네요. 그래도 일반 백성을 향한 제

마음이 지금까지 이어지고 있다니, 참 기쁩니다.

경계에서 태어나다

메디 　선생님은 저희 인터뷰 사상 첫 한국인이신데요! 언제,

어디서 태어나셨는지가 궁금합니다.

허준 　저는 1539년, 중종께서 조선을 다스릴 때 태어났어요.

태어난 곳은 경기도 양천, 지금으로 보면 서울의 강서구

근처였습니다.

메디 　당시 선생님의 가정 환경은 어땠나요?

허준 　제 아버지는 양반이셨어요. 그런데 어머니가 신분이

낮은 첩이셨죠. 그래서 저는 서자의 신분으로

살았습니다. 아버지와 분명 같은 핏줄이었지만 법은

달랐어요. 조선 사회에서는 어머니의 신분에 따라

자식의 신분이 정해졌거든요.

메디 　서자라는 신분이 불편하거나 부끄럽지는 않으셨어요?

허준 　조선은 신분에 따라 삶의 방향이 정해지는 사회였어요.

서자는 관리로 가는 길이 막혀 있었고, 집안에서도

온전한 대우를 받기 어려웠죠. 말하자면, 항상 '집 안'에

있으면서도 '집안'에 온전히 소속될 수는 없는 존재였던

셈입니다.

메디　그런 제약 속에서도 학문을 향한 열의는

넘치셨다던데요?

허준　신분은 막혔지만 마음은 자유로웠으니까요. 저는

어려서부터 책을 좋아했어요. 사람의 몸과 마음에

관한 책들, 특히 병의 원인을 다룬 책들을 열심히

읽었습니다. 형식보다는 삶의 본질에 가까운 것들이

저를 이끌었지요.

메디　의학에 관심이 생기게 된 특별한 이유가 있었을까요?

허준　사람의 고통에 대해 더 알고 싶었어요. 당시에도 병은

흔했고, 가난한 이들은 간단한 치료도 받지 못한 채 고통

속에 살았어요. 저는 그런 사람들을 도울 수 있는 길이

무엇일지 고민했고, 그 답이 의학이라는 학문에 있을

거라고 생각했습니다.

메디　의학의 길을 걷는 데는 제약이 없었나요? 의관이 되려면

양반과 똑같이 과거를 봐야 한다던데요?

허준　다행히도 조선은 의과 과거에 한해 서자에게도 응시

자격을 주었어요. 문과는 막혀 있었지만, 의과는 열려
있었던 셈이지요. 저는 그 틈을 기회로 삼았습니다. 여러
차례 낙방하기도 했지만 결국 합격해서 의관이 됐죠.

메디 의과 합격은 선생님 인생에 어떤 의미였나요?

허준 그건 단순한 시험 통과가 아니었습니다. 제 인생을 바꾼
전환점이었죠. 저는 국가에 소속되어 일하면서 어디에도
속하지 않던 제 삶이, 처음으로 바르게 흘러가고 있다고
느꼈어요.

메디 그 이후로 선생님께선 의학을 단지 생계 수단이 아니라
사명으로 받아들이신 거군요.

허준 그렇습니다. 저는 드디어 의술로 사람을 살리는 길에
들어섰다고 믿었어요. 신분을 넘어서, 제 삶이 백성들을
위해 쓰일 수 있다는 것이 가장 큰 행복이었죠.

책 바깥의 현실

메디 선생님, 과거를 통과하고 본격적으로 의술을 배우기
시작하셨다고 들었어요. 그럼 처음에 선생님을 가르친
스승은 누구였나요?

허준 사실 저는 한 분의 스승님에게 의술을 배우지 않았어요.

당시 유명했던 명의나 경험 많은 의원들을 찾아다니며
여러 지식을 배웠고, 저만의 방식으로 그것들을
통합하려 했죠.

메디　스승이 한 사람이 아니라, 여럿이었다는 말씀이군요?

허준　맞습니다. 조선에는 정말 많은 스승이 계셨죠. 책과 자연,
그리고 병자들까지 모두 제게 의술을 가르쳐 준 위대한
스승이었습니다.

메디　그렇다면 의학을 처음 접할 때 참고하신 책에는 어떤
것들이 있었나요?

허준　당시에 《향약집성방》이나 《의방유취》 같은 왕실 주도로
편찬된 책이 있긴 했어요. 하지만 그것들은 쉽게 구할
수 없었죠. 당시에는 의학 서적 한 권이 상당히 귀한
자산이었거든요. 그래서 저 같은 서자 출신은 책에
접근하는 것 자체가 어려웠습니다.

메디　그럼 의학 서적을 직접 구해서 공부하신 건가요?

허준　구할 수 있다면 구했고, 그렇지 않다면 필사하고 외우는
방식으로 익혔어요. 한 장씩 정성껏 베끼고, 몸에 새기듯
공부했지요. 지식은 스스로 움직이며 터득해야 한다는
걸 그때 배웠습니다.

메디　책으로 배우는 것 외에, 실제로 환자를 돌보는 경험도

중요했을 것 같아요.

허준 저는 진료 현장에서 의술을 많이 배웠어요. 제가 도운
사람들은 양반보다는 서민을 비롯한 가난한 이들이
많았지요. 저는 그들을 진료하며 병이라는 것이 단순한
생리적 문제가 아니라 삶의 균형이 무너졌을 때
나타나는 일종의 징후라는 사실을 깨달았어요.

메디 당시 어떤 마음가짐으로 환자를 치료하셨나요?

허준 저는 무엇보다 '사람을 어떻게 바라볼 것인가'를
끊임없이 고민했어요. 그냥 맥을 짚는 것이 아니라,
사람의 얼굴빛, 걸음걸이, 말의 속도, 심지어 한숨의
깊이까지 파악하려 노력했죠. 의학은 종이에 적힌 글이
아니라, 환자가 있는 현장의 땀과 열기, 주고받는 눈빛
속에 담겨 있습니다.

메디 그런 경험으로 의학에 대한 선생님 나름의 철학이
생겼을 것 같아요.

허준 그렇습니다. 저는 의술이 약을 처방하는 행위가
아니라, 사람을 이해하는 일이라는 것을 점점 확신하게
되었어요. 그래서 약초 하나에도 경외심을 가졌고,
진맥할 때도 그 사람의 인생을 듣는 마음으로 임하려
했습니다.

메디　그런 마음가짐이 나중에 《동의보감》을 집필하는 데
영향을 미쳤을까요?

허준　그럴 수밖에요. 당시에는 임진왜란의 폐허 속에 온
나라가 무너지고 있었어요. 저는 백성들을 위한
의학이 필요하다고 느꼈고, 누구나 쉽게 읽고 쓸 수
있는 의서, 자연과 인간의 조화를 담은 의서를 쓰고자
결심했습니다. 《동의보감》은 그 모든 배움과 철학이
쌓인 결과물이었어요.

왕의 주치의

메디　듣기로 선생님은 서자 출신 전설의 의원으로
불리셨다면서요? 의과에 급제한 의원들 중 선택받은
사람만 갈 수 있는 곳에서 일하셨다고.

허준　허허, 맞습니다. 내의원이라는 곳이죠. 저보다 먼저
관직에 계셨던 유희춘 선생께서 저를 추천해 주셔서
내의원에 발탁되었어요.

메디　댓글에 사람들이 낙하산이라고….

허준　어허! 낙하산 아닙니다. 내의원이 그리 호락호락한 곳인
줄 아십니까! 유희춘 선생께서 의술뿐 아니라 인품까지

종합적으로 고려해서 뽑은 인재가 바로 저, 준이었던
겁니다!

메디 들으셨죠, 여러분? 낙하산 아닙니다.

허준 그럼요! 내의원은 단순한 병원이 아니라, 왕실과 조정의
건강을 책임지는 국가 기관이었어요. 임금님부터 세자,
왕비, 고위 관료까지, 조선의 VIP는 모두 내의원에서
건강을 관리했죠. 그래서 의술은 기본 중의 기본이고,
책임감과 예절, 정치 상황까지 종합적으로 고려해서
사람을 뽑았어요.

메디 근데 여러분, 내의원이 끝이 아닙니다. 무려 임금님
주치의까지 하셨다던데요?

허준 이제 좀 저를 제대로 알아봐 주시는군요! 내의원에서
오랜 기간 다양한 환자를 진료하면서 제가 윗사람들
눈에 띄기 시작했어요. 그러다 1575년에 선조의 병을
치료할 기회를 얻었고, 그 계기로 임금의 주치의가
되었어요.

메디 임금의 몸을 돌보는 건 단순한 진료를 넘어서 막대한
책임을 요구하는 일이었겠죠?

허준 임금의 병은 단지 한 사람의 문제가 아니에요. 나라
전체의 안정을 좌우하는 문제이지요. 그래서 어의는 그

건강을 책임질 뿐 아니라, 때로는 정치적인 의미까지
고려하며 조심스러운 조언을 해야 했습니다.

메디 그 무렵, 세자였던 광해군이 심각한 병을 앓았다고
들었습니다. 기억하시나요?

허준 그럼요. 당시에는 분위기가 정말 안 좋았어요. 세자가
걸린 병이 하필 천연두라 마땅한 치료법이 없었거든요.
세자의 건강은 후계 질서에 영향을 미치다 보니 왕실
분위기가 상당히 뒤숭숭했어요. 저는 그때 온 힘을
다해 진료에 집중했고, 다행히 세자는 무사히 병을
이겨냈습니다.

메디 그 일로 선조의 신임을 얻으셨다고요?

허준 맞습니다. 그 진료 이후 선조께서는 저를 더욱
신뢰하셨고, 덕분에 저는 꾸준히 임금을 비롯한 왕실의
건강을 돌보는 자리에 머물렀어요.

메디 임진왜란이 발발했을 때, 선생님은 임금 곁을
지키셨다고 들었습니다. 구체적으로 어떤 일이
있었나요?

허준 혼란한 시기였죠… 선조께서 수도를 떠나 피란길에
올랐습니다. 저는 임금을 지켜야 한다는 마음 하나로
선조를 따라 전국을 유랑하며 사람들을 진료하고 기록을

남겼죠.

메디   전쟁통에 옆을 지킨 선생님께 임금님도 많이 감동하셨나
        봅니다. 서자 출신으로는 이례적인 승진을 하셨다고요?

허준   저는 의관으로서도 매우 이례적으로 종일품에 올랐어요.
        지금으로 치면 장관에 해당하는 자리죠. 제가 그런
        자리에 오를 거라고는 상상도 하지 못했어요. 하지만
        그 덕분에 사람들은 의술이 신분의 높낮이에 관계없이
        국가를 지키는 일이라고 생각하게 되었어요.

메디   선생님의 의술은 단순히 사람을 살리는 기술을 넘어선
        무언가였던 것 같아요.

허준   처음에 저는 단지 병든 사람들을 돕고 싶었어요. 그런데
        제게 주어진 길을 걷다 보니 그 중심에 백성이 있고
        나라가 있고 임금이 있었습니다. 의술은 결국 사람을
        지키는 힘이라는 걸 저는 내의원에서, 전쟁터에서,
        길거리에서 배웠습니다.

《동의보감》을 만들다

메디   선생님의 가장 위대한 업적으로는 단연 《동의보감》이
        꼽힙니다. 이 책을 만들게 된 계기는 무엇이었나요?

허준　1596년, 임진왜란이 어느 정도 진정된 뒤였습니다.
선조께서 조선의 현실에 맞는 의서를 편찬하라는
명을 내리셨어요. 당시에는 중국의 의학 서적이 많이
유통되고 있었는데, 우리 백성의 체질에 맞지 않는
처방이 많았죠. 그래서 저와 몇몇 의원이 함께 책을
만들기 시작했습니다.

메디　집필 작업은 어떤 방식으로 진행했나요?

허준　처음에는 함께 자료를 모으고 원고를 나누어
작업했어요. 다양한 의학 서적을 참고하며 체계적으로
조선 의학의 틀을 정리하려 했죠.

메디　그런데 이런 큰 규모의 작업은 오래 유지되기 어려웠을
것 같은데요?

허준　맞습니다. 정치적으로 불안해지고, 전쟁의 여파가
계속되면서 함께하던 동료들이 하나둘 떠나기
시작했어요. 게다가 제가 모시던 선조께서 갑작스레
돌아가시며 저는 책임을 지고 유배까지 떠났죠.
그러나 저는 유배 중에도 집필을 계속했어요. 고독한
시간이었지만 그 고요함 덕분에 오히려 병과 사람,
그리고 삶을 더 깊이 들여다보았습니다.

메디　그러면 책이 세상에 나온 것은 언제였나요?

허준　1610년, 그러니까 광해군께서 왕이 되신 지 2년째 되던 해네요. 저는 완성된 《동의보감》을 광해군께 올렸고, 곧 어명에 따라 인쇄되어 전국에 배포되었어요. 단지 궁궐이나 내의원에서만 보는 것이 아니라, 모든 백성을 위한 책으로 공표한 거죠.

메디　그렇다면, 《동의보감》을 단순한 의학 기술서로 보긴 어렵겠네요. 선생님이 생각하시는 이 책의 본질은 무엇인가요?

허준　《동의보감》은 단순히 병을 고치는 방법만 담은 책이 아니에요. 인간이란 어떤 존재인지, 병은 왜 생기는지, 그것을 어떻게 다루어야 하는지 등 철학적인 물음에서 출발한 의서죠. 저는 이 책에서 몸과 마음, 자연과 인간의 관계를 아우르는 관점으로 병을 바라보려 했습니다.

메디　그런 철학은 책의 구성이나 서술 방식에도 나타난다고 들었어요.

허준　저는 무엇보다 일반 백성들이 이 책을 쉽게 이해할 수 있어야 한다고 생각했어요. 그래서 한자로 쓴 기존 의서에 등장하는 어려운 용어들을 훈민정음으로 풀어 설명했고, 민간에서 널리 쓰이던 약재나 치료법도 함께 수록했습니다. 지식은 일부 특권층의 전유물이 아니라 사람을 살리는 공공의 도구여야 하니까요.

메디 의학을 권력이 아니라 모두의 삶 속으로 가져오신

거군요.

허준 저는 의학이 높고 어려운 곳이 아니라 필요한 사람의

손에 닿을 수 있는 곳에 있어야 한다고 믿었습니다.

병자가 있는 집의 아랫목, 잠든 어린아이의 머리맡,

산골의 노인의 앉은뱅이책상과 같은 곳들이요.

《동의보감》은 그런 제 마음의 기록이라고 할 수

있습니다.

메디 《동의보감》은 이후 수백 년 동안 조선뿐 아니라

중국, 일본, 베트남 등지에서도 중요한 의서로

전해졌다던데요?

허준 저는 책이 오래 읽히는 것도 좋지만, 그 안에 담긴 사람을

살리려는 마음이 오래 남기를 바랐어요. 책은 사라질 수

있지만, 사람을 향한 태도는 살아남을 수 있으니까요.

《동의보감》이 지금도 읽히는 이유는 제 이름 때문이

아니라, 지금 이 시대가 아직도 그 마음을 필요로 하기

때문이라고 생각합니다.

역사를 바꾼 서자

메디 　선생님은 흔히 '천한 신분을 극복한 의술의 영웅'으로
　　　소개되곤 합니다. 그 평에 대해서는 어떻게 생각하세요?

허준 　음… 의술의 영웅은 참 좋은 표현인데, 제 신분이
　　　천하지는 않죠~ 지금껏 제 인생 이야기를 들으셨으니
　　　이제는 다들 아시겠지만, 저는 천민이 아니었어요. 양반
　　　아버지와 첩 어머니 사이에서 태어난 서자, 법적으로는
　　　양인이었죠. 하지만 뭐, 양반처럼 대접받는 존재는
　　　분명 아니었어요. 조선 사회에서 서자는 지위나 명예의
　　　중심에서 언제나 물러나 있는 존재였으니까요.

메디 　조선시대에 서자라서 받는 불이익 같은 게 있었나요?

허준 　문과 과거에 응시할 수 없는 것 외에 정식 족보에도
　　　이름을 올리지 못했고 혼인에서도 제한을 받았어요.
　　　겉으로는 양반이었지만, 사회적으로는 벼슬길에서
　　　제외되는 경계에 놓여 있었죠. 뭔가 어중간한 존재여서
　　　늘 외로웠고, 그 외로움이 저를 공부와 실천으로
　　　이끌었습니다.

메디 　그런데 선생님은 사회적 차별을 그냥 실력 하나로 다 깨
　　　부수고 가문을 일으키셨다던데, 사실인가요?

허준   이래 봬도 저, 조선시대 슈퍼스타 준입니다. 왕의 선택을
받은 남자라구요! 우선 의과에 급제해 어의가 되면서
양인 신분에서 양반으로 신분이 상승했습니다. 그
덕분에 제 동생도 양반이 되면서 문과 과거에 급제할 수
있었어요. 제가 개척한 길은 혼자만의 통로가 아니라,
제 가문의 사회적 문턱을 낮춘 새로운 시작이었던
셈이지요.

메디   선생님은 성공을 개인의 것으로 생각하지 않으시네요?

허준   저는 언제나 사람의 가치는 태어난 곳이 아니라 삶에
있다고 믿어요.《동의보감》을 쓸 때도, 그런 생각이 깊이
자리하고 있었습니다. 지식은 특권층의 것이 아니에요.
저는 병든 사람 앞에서 신분을 따지는 것을 가장 나쁜
태도로 여겼죠.

메디   결국 선생님은 조선의 신분 제도 안에 살았지만, 그
구조를 노력과 실천으로 넘어선 셈이네요.

허준   신분은 제가 선택한 것이 아니지만, 삶의 태도는
제 몫이었으니까요. 저는 저를 가로막는 벽 앞에
주저앉기보다, 그 너머를 향해 문 하나를 내고 싶었던 것
같아요. 그리고 훗날 누군가 그 문을 다시 열 수 있다면,
그것만으로 제 삶은 의미 있었던 것이라 믿습니다.

사람의 곁에 영원히 남다

메디 평균 수명이 60세도 되지 않던 조선시대에 76세까지
장수하셨다고 들었어요. 그렇게 많은 병자를 돌보면서도
건강을 지킨 비결이 있을까요?

허준 특별한 비결은 아니지만, 저는 늘 자연의 흐름에
순응하려 했습니다. 과하게 먹지도, 늦게 자지도 않았고,
계절의 변화에 따라 생활을 조절했지요. 아, 중요한 팁
하나! 병이 유행할 때 저는 사람 간의 접촉을 최대한
피하며 살았어요.

메디 조선시대에 '사회적 거리 두기'를 이미 실천하셨다고요?
에이, 거짓말!

허준 이 사람 참!《동의보감》안 봤어요? "전염병이 돌 때는
바깥출입을 삼가고, 집 안에 머물며 기운을 보존하라."
이렇게 딱 적어 놓았구먼!

메디 헉, 진짜네요. 호랑이 담배 피우던 시절에 어떻게 이렇게
시대를 앞서 가셨어요?

허준 다 경험에서 우러난 거죠. 예전에 작은 고을에 역병이
돈 적이 있어요. 마을이 텅 비었었죠. 그때 저는 사람을
통해 병이 옮아 간다는 걸 알고, 사람들 사이 왕래를 막고

깨끗한 물과 식사를 유지하도록 했어요. 그때 참 많은
사람 살렸습니다.

메디　그야말로 시대를 앞서간 공중 보건이었네요. 이런
선생님의 뛰어난 지식을 《동의보감》 말고 다른 책에서도
선보인 적이 있으시다고요?

허준　허허, 겨우 의서 한 권 냈다고 조선 제일 의사가 될 수
있겠습니까? 《언해구급방》은 글을 모르는 사람도 쉽게
따라 할 수 있도록 한글로 풀어 쓴 응급 치료서였어요.
또 《구급간이방》에는 "불에 손을 데었을 때는 생 된장을
바르라"라는 식의 실용적인 처방도 담았지요. 이런
책들은 관청이나 궁궐보다 장터, 시골 마을, 가난한
백성의 안방에서 더 많은 생명을 살렸습니다.

메디　결국 선생님의 의술은 책 속 지식보다, 사람 곁에 머무는
실천에 가까웠던 것 같아요.

허준　제가 평생 지키려 한 건 이런 생각이었어요. "병을 보기
전에 사람을 보고, 처방을 내리기 전에 삶을 묻자." 저는
그리 위대한 사람은 아니지만, 병든 사람의 손을 놓지
않으려 애쓴 사람이었습니다. 그 마음만은 오래도록
남았으면 합니다.

메디　오늘 긴 시간 동안 이야기를 나눠 주셔서 감사합니다.

이제 선생님께 마지막 질문을 드리고 싶어요. 선생님은 수많은 생명을 돌보셨고, 책을 남기셨고, 신분의 벽도 넘으셨습니다. 그 모든 여정을 마친 지금, '허준'이라는 이름으로 가장 남기고 싶은 말은 무엇인가요?

허준　음… 저는 그저 병든 사람 곁에 앉아, 고통을 외면하지 않으려 했던 사람입니다. 높은 자리에 올랐다고 해도, 귀한 책을 썼다고 해도, 그 시작과 끝은 언제나 사람의 아픔을 향한 응시와 손길이었죠. 저는 그런 인간적인 마음이 세상에 사라지지 않기를 바랍니다. 더불어 제가 쓴 《동의보감》도, 여러분과 나눈 이야기도, 누군가의 곁에 조용한 등불처럼 남아 있기를 바랍니다.

조선의 스타 의사, 허준 님과의 인터뷰 재미있게 즐기셨나요?

조선의 엄격한 신분제 사회에서 서자로 태어난 허준 님은 갖은 노력

끝에 내의원에 들어가 선조의 병을 치료하고 세자 광해군의 천연두

치료에 성공하면서 왕실의 신임을 받았어요. 임진왜란 중에는

피란하는 선조를 따라다니며 백성과 왕을 함께 돌보았고, 그 공로로

종일품의 관직에까지 오르셨죠.

허준 님을 조선시대 스타로 자리매김하게 한 대표적 업적인

《동의보감》은 병보다 사람을 먼저 보려는 의학 철학을 담고 있어요. 또

자연과 삶의 조화를 중시하죠. 현재 《동의보감》은 유네스코 세계 기록

유산으로 등재되어 국제적으로도 그 가치를 인정받고 있습니다.

병을 고치기에 앞서 고통을 겪는 사람을 이해하고 공감하는 것이

중요하다고 여겼던 남자, 허준. 지식을 넘어 삶과 윤리를 함께 성찰하는

태도를 남긴 우리의 스타 의원 허준 님께 감사드리면서! 인터뷰를

보고 계신 여러분 모두, '좋아요', '구독' 잊지 말고 눌러 주세요! 제발~

#동의보감 #한의학

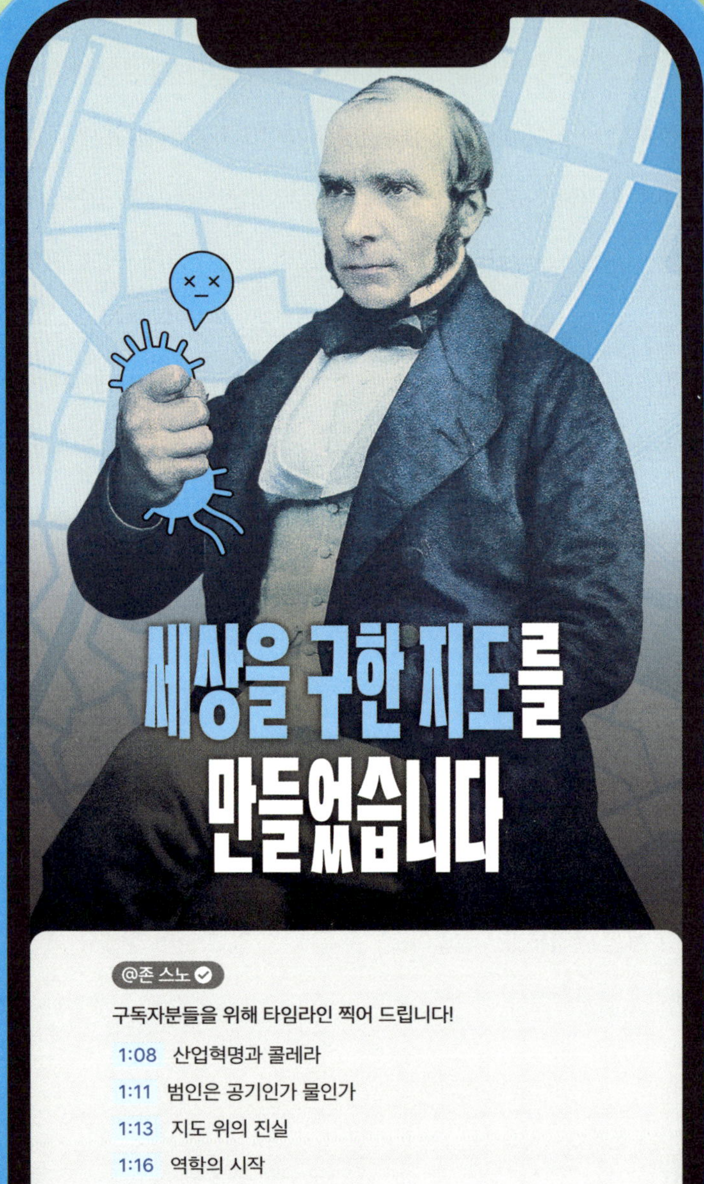

세상을 구한 지도를
만들었습니다

@존 스노

구독자분들을 위해 타임라인 찍어 드립니다!

1:08 산업혁명과 콜레라
1:11 범인은 공기인가 물인가
1:13 지도 위의 진실
1:16 역학의 시작
1:19 짧은 생애, 이어지는 유산
1:23 MC 요약

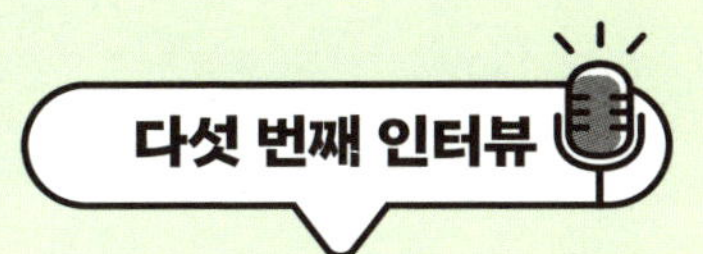

존 스노

1813년~1858년

빅토리아 시대 영국 의사. 마취학의 선구자이자 근대 역학의 창시자로 불린다. 콜레라의 원인이 오염된 물이라는 사실을 밝히면서 과학적 공중 보건의 기반을 마련했다.

여러분, '팬데믹'이라는 말을 들어본 적 있나요? 들어보긴 했는데 무슨 뜻인지는 정확히 모르겠다고요? 팬데믹은 세계적으로 유행하는 전염병을 뜻해요. 오늘날 '코로나19'나 '신종 플루' 같은 전염병이 이에 해당하죠. 오늘은 보이지 않는 적, 전염병과 싸우며 공중 보건의 새로운 길을 연 전설의 의사를 어렵게 모셨습니다. 많은 사람의 목숨을 앗아간 콜레라의 원인을 밝힌 집요한 탐정! 빅 데이터 시대 공중 보건의 선구자! 소개합니다. 영국의 의사, 존 스노 선생님입니다! 머나먼 이곳까지 와 주셔서 감사합니다.

존 스노 전염병의 원인은 바로 너! 안녕하세요, 낮에는 의사, 밤에는 전염병 탐정으로 활동한 존 스노입니다. 제가 살던 시대를 아직까지 기억해 주시다니 참으로 영광이군요.

메디 요즘 선생님이 얼마나 핫하신데요! 선생님이 전염병을 탐구하신 방식이 요즘 크게 주목받고 있어요.

존 스노 그럴 법도 하네요. 당시 런던은 말 그대로 위생과 과학이
맞부딪치던 도시였어요. 지금처럼 데이터로 문제를
추적하는 일이 없었죠. 그런 면에서 제가 선구자이긴
합니다.

산업혁명과 콜레라

메디 선생님, 먼저 활동하셨던 시기와 장소가 궁금합니다.
어느 시대, 어느 도시에서 활동하셨나요?

존 스노 저는 19세기 중반, 특히 1850년대에 의사로
활동했습니다. 주된 활동 무대는 영국 런던이었죠.

메디 1850년대 런던이면 한창 산업혁명으로 분주했던
시기군요. 당시 도시의 모습은 어땠나요?

존 스노 그 시기의 런던은 세계 최대 규모의 도시였고, 산업
혁명의 중심지였어요. 철도와 공장이 도시 곳곳에
들어섰고, 인구는 빠르게 증가했죠.

메디 겉으로 보기에는 빠른 성장으로 빛나는 시대였던 것
같아요.

존 스노 겉이 번지르르하면 뭐하나요? 위생 환경이 엉망인데.

산업화로 인구가 급증했지만 도시 인프라, 특히
상하수도 시설은 전혀 그 속도를 따라가지 못했습니다.

메디   구체적으로 어떤 상황이었는지 설명해 주실 수 있나요?

존 스노   당시 대부분의 가정에는 하수도가 없었어요. 여러분은
당연하게 생각하는 변기나 세면대가 없었다는 말이죠.
그래서 사람들은 배설물을 거리나 마당, 심지어 하천에
버렸어요. 런던의 템스강은 하수구나 다름없었죠.

메디   그럼 물이 나오는 수도가 아예 없었다는 말씀이세요?

존 스노   일부 부유한 가정에는 제한적으로 수도가 공급됐어요.
하지만 대부분의 서민과 노동자들은 공공 펌프나 우물에
의존했죠. 문제는 그 물이 오염되었다는 거였어요.

메디   오염된 물을 모두가 사용하면 건강에 문제가 생길 것
같은데요?

존 스노   정확합니다. 특히 콜레라 같은 유행성 전염병은 오염된
물을 통해 쉽게 확산해요. 1832년, 1849년, 1854년 등
제가 활동하던 시기에는 여러 차례 콜레라가 런던을
휩쓸었고, 수천 명이 목숨을 잃었습니다.

메디   수천 명이요? 대체 콜레라가 어떤 병이기에…

존 스노   콜레라는 '수인성 전염병'이라고 불려요. 오염된 물을
통해 전염되는 병이라는 말이죠. 병에 걸리면 처음에는

배가 아프고 물처럼 흐르는 설사가 시작돼요. 곧이어
심한 구토가 생기고 몸속에 있던 수분이 아주 빠르게
빠져나갑니다. 그러면 탈수가 심해지고 피부가 푸르게
변하기도 하죠. 심한 경우에는 감염된 지 12시간 안에
목숨을 잃을 수도 있어요.

메디   정말 위험한 병이네요.

존 스노   특히 면역력이 약한 사람이나 아이들은 거의 저항할
틈도 없이 쓰러졌어요. 그래서 하룻밤 사이에 온 가족이
사망하는 일도 흔했습니다.

메디   대체 콜레라는 어떻게 전파되는 건가요?

존 스노   그 점이 논쟁의 핵심이었습니다. 당시 많은 사람은
공기, 즉 악취를 통해 전염된다고 믿었죠. 하지만 저는
달랐어요. 오염된 물이 전파의 원인이라고 생각했죠.

메디   물을 통해 질병이 전파될 수도 있나요?

존 스노   오염된 물을 마시면, 그 안에 포함된 균이 장에 들어가
급속도로 증식합니다. 그런데 당시엔 균이란 존재
자체를 알지 못했기 때문에, 이걸 설명하기 어려웠어요.

메디   당시 사람들에게 콜레라는 어떤 존재였나요?

존 스노   죽음의 그림자와 같았지요.. 원인도 모르고 치료법도
없었기 때문에, 공포 그 자체였습니다. 가족 중 누가 병에

걸리면 나머지 가족이 모두 떠나거나, 병자를 거리로

내쫓는 일도 매우 흔했죠.

범인은 공기인가 물인가

메디　그런데 왜 전염병의 원인이 당시 논쟁의 핵심이었나요?

존 스노　당시 대부분의 사람들은 '미아즈마 이론'을 믿었어요.
병이 썩은 물질에서 나오는 악취, 오염된 공기를 통해
퍼진다고 본 것이죠. '미아즈마'란 말도 그리스어로
'오염된 공기'를 뜻해요.

메디　이 이론은 의학계에서도 받아들였던 건가요?

존 스노　네, 당시에는 거의 정설로 통했어요. 도시 설계, 위생
정책, 병원 구조 대부분이 미아즈마 이론을 기반으로
했습니다. 의사들조차 미아즈마 이론을 비판하는 걸
비전문적이라고 여겼지요.

메디　하지만 선생님은 미아즈마 이론에 반대하신 거죠?

존 스노　저도 처음엔 그럴듯하다고 생각했어요. 근데 실제
사례를 관찰하다 보니 수상한 점이 많았던 거죠.

메디　어떤 사례들이 선생님의 의심을 키웠나요?

존 스노　예를 들어, 같은 거리에 있는 두 집이 아주 다른 운명을

　　　　　　　　　　　　　　　　　　　　　　　　존 스노

맞는 경우가 많았어요. 한 집에선 온 가족이 콜레라에
걸려 죽었는데, 바로 옆집은 아무 일 없이 지나간 거죠.
만약 공기 때문이라면 그렇게 불균형하게 퍼질 수는
없지 않겠어요?

메디   그 차이의 이유를 선생님은 찾으셨나요?

존 스노   저는 그들이 마신 물에 주목했어요. 두 집 사이 거리도
가깝고 공기 질도 같았지만, 한쪽은 특정 급수 회사의
물을 마셨고, 다른 쪽은 우물에서 물을 떠서 마셨다고
하더군요.

메디   그런데 당시에는 물이 병을 옮길 수 있다는 개념 자체가
없었잖아요?

존 스노   네, 당시엔 박테리아나 바이러스의 존재조차 알려지지
않았거든요. 물이 투명하고 냄새가 나지 않으면
깨끗하다고 여긴 거예요. 하지만 실제로는 눈에 보이지
않는 병원체가 숨어 있었던 겁니다.

메디   그렇다면 선생님은 어떻게 물이 오염되었다는 걸
아셨나요?

존 스노   저는 사람들의 생활 양식과 마시는 물의 출처를
하나하나 조사했어요. 그리고 콜레라에 걸린 사람과
그렇지 않은 사람의 차이를 비교하며, 악취보다 더

분명한 연관성을 찾으려 했지요.

메디　그렇게 해서 물이 콜레라의 원인일 수 있다는 가설에
도달하신 거군요.

존 스노　맞습니다. 제가 내린 결론은 단순했습니다. "콜레라는
나쁜 공기가 아니라 오염된 물을 통해 퍼진다." 그 말을
증명하기 위해 실제 사람들의 삶을 추적하는 것, 그것이
바로 제 연구의 핵심이었습니다.

메디　그런 새로운 관점이 선생님을 결국 '역학의 창시자'로
자리매김하게 만든 셈이네요.

존 스노　그런 셈이죠. 시작은 단순한 질문이었어요. "왜 어떤
사람은 병에 걸리고, 어떤 사람은 아닌가?" 그 질문은
저를 지도 위로 이끌었고, 병의 근원지를 추적하게
만들었습니다.

지도 위의 진실

메디　선생님, 오늘날까지도 '브로드가의 콜레라 사건'이
사람들 사이에 회자된다고 들었습니다. 자세히 설명해
주시죠.

존 스노　1854년 여름에 런던 소호 지역 브로드가에서 갑작스럽게

콜레라가 대규모로 발생했어요. 며칠 사이에 수백 명의 주민이 목숨을 잃었죠. 저는 감염된 사람들의 주소를 하나씩 지도에 표시하기 시작했어요. 놀랍게도 대부분의 환자가 특정 거리, 바로 브로드가의 공공 펌프 근처에 집중되어 있었습니다.

메디 그래서 그 펌프의 물이 문제라는 생각을 하신 건가요?

존 스노 맞습니다. 지역 전체가 아닌 한 우물 주변에서만 콜레라가 집중적으로 발생한다는 점은 기존의 의학 상식으로는 설명이 불가능했어요. 그래서 저는 펌프 물이 오염되어 있고, 그것이 콜레라의 원인이라고 확신했죠.

메디 하지만 그 당시에는 원인 균을 확인할 방법도 없었다고 하셨잖아요.

존 스노 맞아요. 당시에는 현미경 기술이 미흡했고 박테리아의 개념도 없었어요. 많은 의사와 관료는 여전히 미아즈마 이론에 의존하고 있었죠.

메디 그런 상황에서 물의 오염을 어떻게 입증할 수 있었나요?

존 스노 몇 가지 사례를 집중적으로 조사했습니다. 예를 들어, 브로드가 근처에 살지 않던 어떤 여성은 그 펌프의 물을 맛이 좋다며 일부러 마셨다가 콜레라에 걸렸습니다.

반면, 맥줏집에서 일하며 펌프 물을 전혀 마시지
않고 맥주만 마신 사람들은 건강했지요. 이런 일관된
사례들이 결정적이었습니다.

메디   그렇게 수집한 증거를 어디에 제출하셨나요?

존 스노   저는 지역 보건 위원회에 지도와 함께 조사 결과를
제출했습니다. 그리고 브로드가 펌프의 손잡이를
제거하자는 요청을 했지요.

메디   위원회가 그 요청을 받아들였나요?

존 스노   처음엔 부정적이었죠. 하지만 증거가 구체적이고
설득력 있으니 결국 펌프 손잡이는 철거되었습니다.
놀랍게도 콜레라 유행은 그 직후부터 급격히 수그러들기
시작했어요.

메디   병원균도 보이지 않고 이론적 뒷받침도 부족했지만,
실제 사례 분석과 통계, 그리고 지도를 바탕으로 질병의
원인을 찾아낸 셈이군요.

존 스노   맞습니다. '병은 어떻게 퍼지는 걸까?'라는 질문에 지도를
통한 실제 사례로 답한 것이지요. 그것이 오늘날 역학의
출발점이 되었고, '질병의 지도화'라는 방식은 이후
수많은 전염병 대응의 모범이 되었습니다.

역학의 시작

메디　선생님, 요즘 사람들은 선생님을 '현대 역학의
아버지'라고 부르기도 한대요. 그런데 여기서 말하는
'역학'은 정확히 어떤 뜻인가요? 물리나 역사에서도 쓰는
단어라 좀 헷갈리더라고요.

존 스노　여기서 말하는 '역학'은 질병이 언제, 어디서, 누구에게,
왜 생기는지를 조사하고 분석하는 학문을 뜻해요.
주로 전염병의 원인을 추적하거나 바이러스가 어떻게
퍼지는지를 밝히는 데 활용하죠.

메디　아하, 병이 몸속에서만 생기는 게 아니라, 주변 환경이나
사람들의 생활 방식과도 관련이 있다는 거군요?

존 스노　맞습니다. 저는 단지 병 자체만 본 것이 아니라, 그
병이 어디에서 많이 생기는지, 누가 걸리는지, 무엇이
달랐는지를 계속 살폈어요. 그게 제 방식이었고, 훗날
'역학'이라는 이름이 붙었지요.

메디　당시에는 그 방식이 굉장히 새롭고 낯설었을 것 같아요.

존 스노　그때는 대부분의 의사가 병을 개인의 체질이나 기운
탓으로만 봤습니다. 저는 오히려 거리, 수돗물, 펌프,
생활 환경 같은 것들을 눈여겨봤죠. 눈에 보이지 않는

바이러스보다, 눈으로 볼 수 있는 단서들을 관찰했던

거예요. 그게 바로 역학의 시작이었습니다.

메디 그 관찰의 결과로 등장한 것이 바로 지도였던 거군요?

존 스노 그렇습니다. 사람들이 어떤 시간에, 어떤 장소에서

병에 걸렸는지를 한눈에 보여 주는 도구가 필요했어요.

그래서 병에 걸린 환자들의 주소를 지도에 표시하기

시작했죠. 이 시각화는 단순한 위치 표시가 아니라

패턴을 드러내는 과학적 도구였습니다.

메디 관찰 결과를 글로 정리한 것이 아니라 지도에 점을 찍어

표시한 것이 정말 신의 한 수였던 것 같아요!

존 스노 글로 정리했다면 쓰는 사람이나 읽는 사람 모두

불편했을 거예요. 무엇보다 내용 파악이 훨씬

어려웠겠죠. 지도에 점을 찍는 방식은 상황을

직관적으로 빠르게 파악할 수 있다는 점에서 상당히

유용했습니다.

메디 선생님이 만드신 그 지도는 오늘날 여러 분야에서

사용되는 지리 정보 시스템인 GIS의 원형으로 보이기도

해요.

존 스노 제가 원조긴 하죠. 제 작업은 다음과 같은 단계로

진행됐습니다. 관찰 → 자료 수집 → 패턴 분석 → 가설

설정 → 개입 및 검증. 이 흐름은 지금 우리가 말하는
과학적 방법론과도 정확히 맞닿아 있어요. 이런 점에서
브로드가 펌프 손잡이 철거는 추측이 아니라 철저한
데이터 분석을 통한 개입이었다고 보는 것이 맞죠.

메디   결국, 그 작업이 '역학'이라는 새로운 학문의 문을 여는
출발점이 된 거군요?

존 스노   그렇습니다. 저는 질병이라는 것이 한 사람의 문제가
아니라 사회 전체의 문제라고 생각해요. '왜 이 사람이
병에 걸렸는가'를 넘어서 '왜 이 지역에서 이런 시기에
병이 퍼졌는가'라는 질문을 던진 거죠. 그 질문이 공공
건강을 위한 정책으로 이어졌고, 그것이 바로 역학의
시작이었다고 볼 수 있습니다.

메디   선생님의 시도는 결국 개별 환자를 넘어서 사회를
진료한 것이라고 볼 수 있겠네요.

존 스노   의사의 역할은 병을 고치는 데 그치지 않습니다. 병이
퍼지지 않도록 예방하고, 사회 전체의 위험을 줄이는
것도 의학의 사명이죠. 저는 지도 위에 찍힌 점에서 그
사명을 발견했던 거예요.

짧은 생애, 이어지는 유산

메디 　정말 많은 사람의 생명을 살리셨는데, 정작 선생님은
　　　짧은 생을 사셨다고 들었습니다.

존 스노 　저는 1858년에 뇌졸중으로 세상을 떠났어요. 그때 제
　　　나이가 45세였죠. 맞아요, 참 젊은 나이였습니다. 더 많은
　　　일을 하고 싶었지만, 그래도 제가 할 수 있는 만큼 최선을
　　　다했다고 믿어요.

메디 　짧지만 굵은 생애였던 것 같아요. 아쉽게도 당시에는
　　　선생님의 연구가 크게 주목받지 못했다고 들었습니다.

존 스노 　많은 동료가 여전히 미아즈마 이론을 신봉했고, 수인성
　　　전염 이론은 제가 죽을 때까지 받아들이지 않았어요.
　　　특히 콜레라의 원인이 물이라는 제 주장은 너무
　　　생소하고 급진적이었기 때문에 종종 비웃음이나 무시를
　　　받았지요.

메디 　그 정도로 부정적인 평가였나요?

존 스노 　그렇습니다. 당시 영국 의학계의 권위지인 <랜싯>조차
　　　제 사망 기사를 쓰면서 저를 단지 '마취과 의사'로만
　　　소개했을 정도니까요. 콜레라 연구는 거의 언급하지
　　　않았어요.

메디　그렇다면 선생님의 업적은 돌아가신 후에 재조명된
셈이네요?

존 스노　그렇죠. 시간이 흐르고 의학과 미생물학이 발전하면서
수인성 전염병 이론이 정설로 자리 잡았어요. 제 연구는
그제서야 재평가되었죠. 다행히 지금은 <랜싯>에서도
저를 '역학의 아버지'로 소개하고 있답니다.

메디　오늘날 선생님에 대한 평가는 완전히 달라졌죠. 런던
소호에는 선생님을 기리는 맥줏집인 '존 스노 펍'이
있다고 들었어요.

존 스노　하하, 그 맥줏집은 제게도 상징적인 장소죠. 제가 오염된
물의 근원지로 지목했던 브로드가의 펌프가 있던
곳이거든요. 사실 저는 술을 마시지 않지만, 그곳은 제가
과학과 공공의 건강을 위해 행동했던 역사의 현장이라서
제 이름이 붙은 것 같아요.

메디　얼마나 상징적인 장소냐면 말이죠. 지금도 많은 보건
전문가와 역학자들이 런던을 들르면 그곳을 찾는다고
합니다.

존 스노　단순한 술집이 아니라 공중 보건이 시작된 자리, 역학의
기초가 놓인 자리로 기리고 있어서 그런 것 같네요.

메디　선생님의 삶은 짧았지만, 그 정신은 지금도 이어지고

있네요.

존 스노   정말 감사할 따름입니다. 저는 병을 두려워하기보다
세심히 관찰하고 이해하려는 노력, 그리고 용기 있게
개입하려는 책임감이 세상을 바꿀 수 있다고 믿었어요.
그 정신이 오늘날 누군가에게 이어지고 있다면, 저는
그걸로 충분합니다.

메디   벌써 마지막 질문이네요. 선생님에게 의학과 과학은
각각 어떤 존재인가요?

존 스노   과학은 진실을 추구하는 도구입니다. 눈에 보이지 않는
원인을 밝혀내고, 우리가 마주한 세계를 더 정직하게
이해할 수 있도록 돕는 힘이죠. 의술은 그 진실로 사람을
살리는 일입니다. 단순한 치료를 넘어, 고통의 원인을
직시하고 그것을 멈추기 위한 행동이죠. 우리는 많은
사람이 믿는 것을 진실로 생각하는 경향이 있어요.
하지만 진실은 인기 투표로 결정되는 것이 아닙니다.
내가 본 것을 말하고, 그에 근거해 움직여야 합니다.
불편하거나 낯설더라도 말이에요. 하나의 작은 사실,
하나의 단순한 지도, 하나의 조용한 질문이 수백 명의
생명을 구할 수 있습니다. 저는 믿습니다. 단 하나의
증거라도 생명을 살릴 수 있다면 그 증거를 반드시

따라야 한다고. 그것이 과학이 인간에게 주는 약속이며,

의사가 세상에 다해야 할 책임입니다.

존 스노 님과의 인터뷰, 재미있게 즐기셨나요? 콜레라의 실체를 처음 추적한 존 스노 님은 환자들의 주소를 일일이 지도에 표시해, 물이 콜레라의 원인이라는 사실을 밝혀냈죠. 결국 브로드가의 펌프 손잡이를 제거하면서 런던의 콜레라 발병률은 빠르게 떨어졌습니다.

이분이 대단했던 건 단지 병을 치료하는 데 그치지 않고, "언제, 어디서, 누구에게"라는 질문을 던지며 질병의 확산 양상을 시공간적 데이터로 분석했다는 점입니다. 이는 오늘날 역학이라는 학문의 시작점이 되었어요.

질병을 개인의 문제가 아닌 사회 전체의 문제로 인식하는 철학은, 오늘날 세계보건기구나 질병관리청 같은 보건 기구의 사상적 기반이 되었습니다.

비록 45세에 짧은 생을 마감했지만, '과학적 관찰'과 '공공의 개입'이 생명을 구할 수 있다는 위대한 믿음을 남긴 우리 존 스노 님께 감사드립니다. 인터뷰를 보고 계신 여러분 모두, '좋아요', '구독' 잊지 말고 눌러 주세요! 제발~ #콜레라 #역학

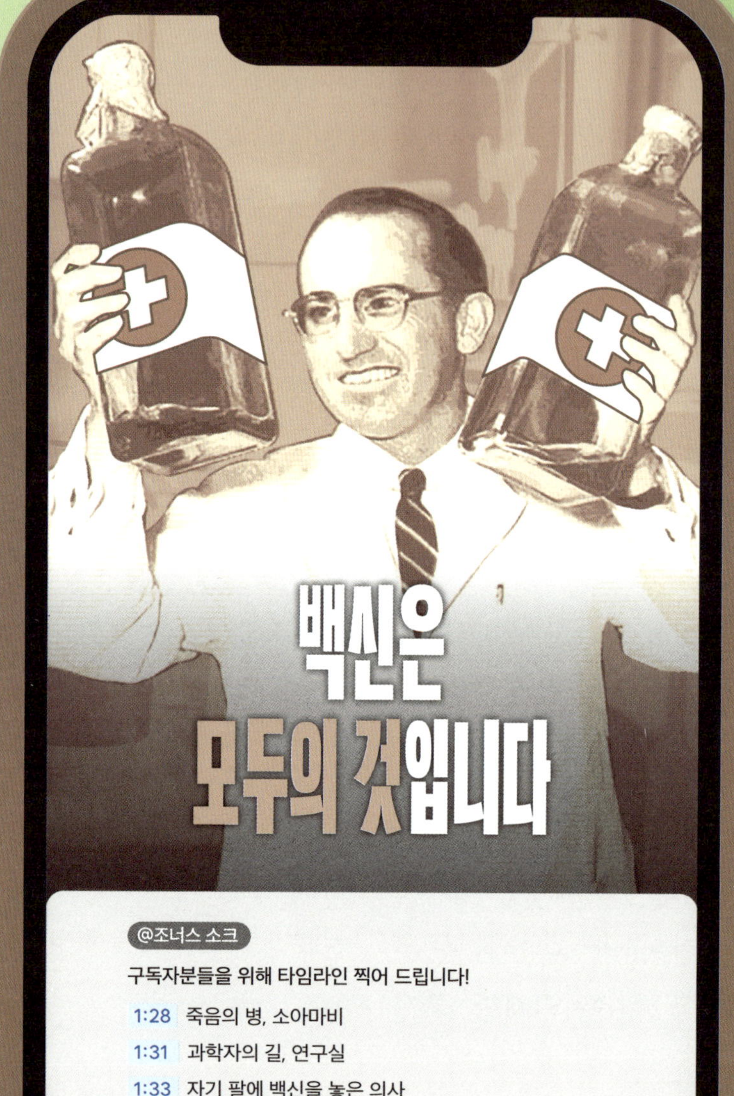
백신은
모두의 것입니다
@조너스 소크
구독자분들을 위해 타임라인 찍어 드립니다!
1:28 죽음의 병, 소아마비
1:31 과학자의 길, 연구실
1:33 자기 팔에 백신을 놓은 의사
1:38 백신은 누구의 것인가
1:40 세계를 구한 히어로의 조용한 삶
1:42 의학이 나아가야 할 곳
1:45 MC 요약

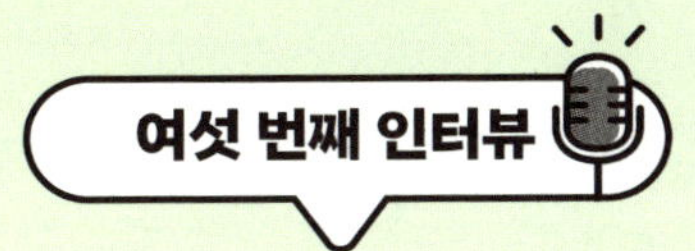

조너스 소크

1914년~1995년

20세기 미국 의사이자 바이러스 학자. 소아마비 백신을 개발해 전 세계 수백만 어린이의 생명을 구했다. 의학의 공공성을 위해 자신의 이익을 희생해, 오늘날까지 '의학의 윤리'를 상징하는 인물이다.

오늘은 질병의 공포를 과학으로 이겨 내고, 지식의 힘을
모두에게 나누었던 선량하고 위대한 의학자 한 분을 모셨습니다.
소아마비 백신을 개발해 전 세계 소아마비 근절을 이끈 주인공!
소아마비 백신의 특허권을 질문한 기자에게 "태양에도 특허를 낼
건가요?"라는 말로 답하며 과학의 윤리를 다시 생각하게 한 인물!
미국의 의사이자 바이러스 의학자인 조너스 소크 선생님입니다.
먼 길 오시느라 고생 많으셨습니다.

조너스 소크 일단 한 번 맞아 봐! 안녕하세요, 전 세계 어린이의

운명을 바꾼 남자, 소크입니다. 아니, 뭐가 크다는 게

아니라 제 이름이 소크라구요! 저는 그저 제게 주어진

일을 했을 뿐인데, 이렇게 오래 기억해 주시고, 좋은

자리에까지 불러 주시니 좀 쑥스럽네요.

메디 저희가 더 감사합니다! 선생님 덕분에 세계의 수많은

어린이가 소아마비의 공포에서 벗어날 수 있었어요. 그
얘기를 조금 더 자세히 들려주실 수 있나요?

죽음의 병, 소아마비

조너스 소크 1940년대 후반부터 1950년대까지, 미국은 소아마비
때문에 깊은 불안에 빠져 있었어요. 매년 여름이면
사람들은 바이러스가 언제, 누구를 덮칠지 몰라
전전긍긍했죠.

메디 어떤 질병이었기에 그렇게까지 두려움이 컸던 걸까요?

조너스 소크 소아마비는 주로 5살이 되지 않은 어린아이들이 '폴리오
바이러스'에 감염되었을 때 발생하는 급성 전염병이에요.
무증상으로도 전염되는 특성 때문에 통제가 정말
어려웠죠.

메디 그럼 증상이 나타나기 시작하면 어떤 일이 벌어지나요?

조너스 소크 대부분은 일반적인 감기처럼 시작돼요. 열이 나고
머리가 아프고 근육통이 오면서 구토를 하기도 하죠.
겉으로는 심각해 보이지 않지만 몸 안에서는 빠르게
신경이 망가지고 마비가 일어나요.

메디 멀쩡하다가 그렇게 갑자기 마비가 오면 가족들은 정말

충격이었겠어요.

조너스 소크 맞아요. 특히 부모들은 아이가 멀쩡히 놀다가 다음날
걷지 못하는 상황을 받아들이기 어려워했죠. 당시엔
하룻밤 사이에 아이가 움직이지 못하게 된다는 공포가
사회 전체에 퍼져 있었어요.

메디 병이 더 악화하면 어떻게 되나요?

조너스 소크 스스로 숨을 쉴 수 없게 됩니다. 그래서 '철폐'라는
기계가 동원되기도 했어요. 철제 원통 안에 환자를
넣고, 기계로 몸의 기압을 변화시켜서 강제로 숨을 쉬게
만드는 장치였죠.

메디 지금 보면 거대한 철제 원통에 갇혀 겨우 머리만 내놓고
있는 아이들의 모습이 끔찍하고 무섭게 느껴지기도
해요.

조너스 소크 아이들은 그 원통 속에서 잠깐이 아니라 몇 달, 혹은 몇
년을 버텨야 했습니다. 움직일 수 없고, 사람들과 눈을
맞추지도 못한 채, 고개를 내밀고 겨우 숨만 쉬었죠.
아픈 사람을 치료한다는 의학이 그만큼 무력했던 시기도
없었을 거예요.

메디 이런 끔찍한 상황을 극복하기 위해 당시 의학계에선
어떤 시도가 있었나요? 치료는 완전히 불가능했던

건가요?

조너스 소크   치료법은 사실상 없었어요. 근육은 한번 마비되면
되돌릴 수 없고, 마땅한 약물도 없었거든요. 그래서
의사들이 할 수 있었던 건 힘겨워하는 환자의
감정을 돌보고 가벼운 치료를 병행하는 '지지적
치료'뿐이었습니다. 열을 낮추고, 통증을 줄이고, 물리
치료로 마비 진행을 늦추는 정도였죠. 그래서 예방
백신은 인류에게 유일한 희망이었습니다.

메디   소아마비가 퍼지는 경로는 무엇이었나요?

조너스 소크   주로 입을 통해 전염됐습니다. 오염된 물, 음식,
심지어 손을 통해서도 전파됐죠. 증상이 없는 사람도
바이러스를 퍼뜨릴 수 있어서 통제가 너무 어려웠어요.
1952년, 단 한 해 동안 미국에서만 5만 8천 명 이상이
감염됐고, 그중 약 3천 명이 사망했어요. 겨우 살아남은
수만 명도 후유증을 안고 평생을 살아야 했죠.

메디   미국에서만 피해 규모가 그 정도라니… 사회적 공포가
심했겠어요.

조너스 소크   사람들은 소아마비를 원자 폭탄보다 더 두려워했습니다.
보이지도 않고, 막을 방법도 없었으니까요. 야외
활동으로 접촉 기회가 많아지는 여름만 되면 수영장과

놀이터는 텅 비었고, 가족들은 외출조차 꺼렸습니다.
아이를 어디에도 보내고 싶어 하지 않았죠.

메디 그런 상황에서 선생님은 어쩌다 백신 개발을
결심하셨나요?

조너스 소크 치료가 불가능하다면 답은 예방뿐이죠. 백신은 공포를
끝내고 생명을 지킬 유일한 희망이었어요.

과학자의 길, 연구실

메디 선생님은 어릴 때부터 과학자가 되고 싶으셨나요?

조너스 소크 아니, 전혀요. 저는 뉴욕 브루클린에서 자란 가난한
유대인 이민자의 아들이었어요. 부모님은 러시아에서
건너오셨고, 정식 교육을 거의 받지 못하셨죠. 하지만
교육이 우리 가족의 유일한 희망이라는 신념은
확고하셨어요.

메디 그럼 어렸을 때 꿈은 무엇이었나요?

조너스 소크 처음엔 법률가가 되고 싶었어요. 세상을 더 정의롭게
만들고 싶었거든요. 당시엔 그 길이 법이라고 생각했죠.
그러다 사람을 직접 돕고 싶다는 마음이 커졌어요.
말보다 손으로, 논리보다 실천으로 돕고 싶었던 거죠.

그래서 의사가 되기로 결심했습니다.

메디 그런데 선생님은 의사로서의 활동보다는 의학자로서
연구에 더 전념하셨잖아요. 의대 입학 후에 어떤 심경의
변화가 있었나요?

조너스 소크 처음에는 저도 다른 학생들처럼 병을 치료하는 데
관심이 많았죠. 아니 근데, 공부를 하다 보니까 병을
치료하는 것보다 아예 안 걸리게 예방하는 게 훨씬
이득이라는 생각이 드는 거예요.

메디 이득이다?

조너스 소크 생각해 보세요. 병을 치료하면 한 사람씩만 살릴 수
있는데, 백신을 만들면 한 번에 수천, 수만 명을 살릴
수 있잖아요. 그래서 저는 점점 진료실보다 실험실에서
더 많은 시간을 보냈어요. 병에 걸린 사람을 치료하는
의사도 좋긴 한데, 멋진 건 역시 한 방! 병 자체를
예방하는 과학자가 되겠다고 결심한 거죠.

메디 오, 뭔가 설득되는데요? 그럼 당시에 백신의 가능성을
확신하게 된 특별한 계기도 있나요?

조너스 소크 제2차 세계대전 당시, 군인들을 위한 인플루엔자 백신
개발 프로젝트에 참여했어요. 그때 처음으로 '과학이
전염병을 이길 수 있다'는 확신을 가졌죠.

메디   실험실의 과학자도 생명을 구하는 의사라는 말씀이네요.

조너스 소크   의사 모두가 청진기를 들어야 하는 건 아닙니다. 저는
현미경을 들어 더 많은 생명을 지키고 싶었어요.

메디   그 선택이 결국 소아마비 백신 개발로 이어진 거네요.

조너스 소크   그렇죠. 모든 길이 거기로 이어졌습니다. 과학은 제게
단지 직업이 아니라, 인간에 대한 책임이었으니까요.

자기 팔에 백신을 놓은 의사

메디   소크 선생님, 본격적으로 소아마비 백신 개발에
뛰어드신 건 언제였나요?

조너스 소크   제가 폴리오 바이러스 연구를 시작한 건 1947년,
피츠버그 대학교 의과 대학에 있을 때였어요. 당시에는
앨버트 세이빈 같은 분들이 바이러스를 약하게 만들어
몸에 주사하는 생백신 개발을 시도하고 있었죠. 하지만
저는 다른 길을 선택했습니다. 바이러스를 완전히
죽이는 방식을 선택했어요.

메디   그 방식을 택하신 이유가 궁금하네요.

조너스 소크   저는 한 명의 아이도 위험하지 않은 백신을 만들고

싫었어요. 생백신은 효과는 뛰어나지만, 드물게
병을 일으킬 가능성이 있거든요. 소아마비는 한 번
걸리면 인생을 송두리째 위협하는 병인데, 당연히 한
치의 위험도 용납할 수 없지요. 백신은 사람들에게
희망이어야지, 또 다른 두려움이 되어선 안 되니까요.

메디 백신을 개발하는 과정은 어땠나요?

조너스 소크 역시 한 방은 어렵더군요. 너무 힘들었습니다. 하루
16시간 이상 실험실에 있었고, 수천 번의 실험을
반복했어요. 작은 오류 하나가 전체 백신 개발을
무너뜨릴 수 있었기 때문에, 단계를 생략하거나 서두를
수도 없었습니다. 미칠 노릇이었죠.

메디 아무리 돌아오는 보상이 크다 해도 실패할지 모르는
실험을 계속 반복하는 게 참 힘들었을 것 같아요. 당시
하셨던 실험을 조금 자세히 설명해 주시겠어요?

조너스 소크 소아마비 바이러스는 사실 하나가 아닙니다. 서로 다른
특징을 지닌 세 가지 종류가 있는데, 이걸 '혈청형'이라고
부릅니다. 쉽게 말해, 면역 반응을 일으키는 방식이 서로
다른 세 가지 바이러스 유형이 있다는 뜻이죠. 저는 이
1형부터 3형까지 모든 혈청형을 실험실에서 배양했어요.
특히 1형은 가장 독성이 강해서 다루기가 까다로웠죠.

메디   그럼 바이러스들을 키워서 실험을 하는 거예요?

조너스 소크   오, 그렇죠! 제 실험의 핵심은 이 바이러스들을 완전히
무력화시키는 거였어요. 사람 몸에 들어가도 병을
일으키지 않도록 만들되, 면역 체계가 바이러스를
인식하고 반응할 수 있도록 해야 했죠. 말하자면,
바이러스의 껍데기만 남기고 독성은 없애는
작업이었습니다.

메디   잠깐 들었는데도 머리가 지끈거리네요. 엄청 복잡하고
어려운 실험이었을 것 같아요.

조너스 소크   실험 환경은 정말 예민했어요. 온도, 농도, 시간… 단
하나의 변수라도 어긋나면 결과가 달라졌습니다. 매
순간이 긴장의 연속이었고, 아주 작은 차이를 잡아
내려고 매 순간 온 신경을 집중해야 했습니다.

메디   다 듣고 보니 백신 실험이라는 게 단순히 바이러스를
죽이는 게 목적이 아니네요?

조너스 소크   맞습니다. 백신은 살아 있는 병원체처럼 보이되, 병을
일으켜선 안 됩니다. 그래서 정제 과정도 중요했죠. 백신
용액에서 문제가 될 수 있는 물질을 완벽히 걸러 내는
과정이 필요했습니다. 특히 어린아이에게 주사하는
약이었으니 더 조심스러웠죠.

메디　　　여러 시행착오를 거쳐서 결국 백신 개발에

　　　　　성공하셨는데, 처음 백신을 맞은 사람은 누구였나요?

조너스 소크　제가 제일 먼저 맞았습니다. 제 손으로 만든 것이니, 제가

　　　　　먼저 맞아 봐야죠.

메디　　　몸소 안전함을 확인하신 거군요.

조너스 소크　그렇죠. 저는 이 백신이 안전하다는 걸 제 몸으로 보여

　　　　　주고 싶었습니다. 동물이 아니라, 사람에게 증명되어야

　　　　　한다고 생각했어요.

메디　　　그 후엔 어떻게 하셨나요?

조너스 소크　제 아내와 제 아들에게도 백신을 접종했습니다.

메디　　　아직 검증되기 전인 백신을 가족에게 먼저 맞히는 게

　　　　　무섭지는 않으셨나요?

조너스 소크　두려움은 있었습니다. 하지만 그보다 제 연구에 대한

　　　　　믿음과 책임이 더 컸죠.

메디　　　누구에 대한 믿음이었을까요?

조너스 소크　과학에 대한 믿음, 그리고 저 스스로에 대한 믿음이었죠.

　　　　　백신이 제대로 작동할 거라는 확신이 있었고, 저는 그

　　　　　확신을 단지 행동으로 옮겼을 뿐입니다.

메디　　　그런 결단은 아무나 할 수 있는 게 아닌데요.

조너스 소크　저는 연구자이기 이전에 한 여자의 남편이자 한 아이의

아버지였습니다. 인류를 지키는 일은 곧 제 가족을
지키는 일과 같았죠. 제게는 그 결단이 과학자로서의
윤리였어요.

메디　가족에게 실험한 백신은 바로 사람에게 사용할 수
있었나요?

조너스 소크　아닙니다. 먼저 쥐, 원숭이 등 동물을 대상으로 한 실험을
진행했어요. 다음으로는 실제 사람을 대상으로 한 임상
1상과 2상 시험이 진행됐습니다. 그리고 1954년에 미국
역사상 가장 대규모의 백신 임상 시험이 시작됐습니다.

메디　어느 정도 규모였나요?

조너스 소크　전국적으로 약 180만 명의 어린이가 백신 주사를
맞았습니다. 아이들을 실제 백신을 맞은 '소크
백신군', 가짜 백신을 맞은 '위약군', 아무 백신도 맞지
않은 '관찰군'으로 나누어 투약 여부와 관찰 방식을
정밀하게 통제했어요. 이 임상 시험은 단순한 과학적
검증을 넘어서, 사회 전체의 신뢰와 윤리를 시험하는
일이었습니다.

메디　정말 엄청난 규모였네요. 결과는 어땠나요?

조너스 소크　1955년 4월 12일에 공식 발표가 났어요. 백신은
안전하고 효과가 있으며, 실제로 소아마비를 예방한다는

발표였죠. 사람들은 발표를 듣고 나서야 비로소
두려움의 눈물을 닦을 수 있었어요. 저도 임상 시험을
하며 느끼던 두려움이 처음으로 사라졌고요.

백신은 누구의 것인가

메디　소아마비 백신이 성공한 뒤 엄청난 제안을
받으셨다던데, 사실인가요?

조너스 소크　흠, 자랑은 아니지만 부정할 수는 없네요. 소아마비는
전 세계인의 고민이었어요. 백신이 나오기만 하면
대박이 날 거라는 건 누구나 알고 있었죠. 그래서 백신
효과가 입증되자마자 특허를 내서 상업화하자는 연락이
엄청나게 왔습니다.

메디　그런데 선생님은 모두 거절하셨다고요?

조너스 소크　그럼요. 소아마비로 고통받는 아이들을 매일 가까운
곳에서 지켜봤는데 어떻게 그러겠어요. 거절하지 않을
수 없죠.

메디　당시 선생님이 백신 상업화 제안에 응하셨다면 실제로
얼마나 돈을 벌어들이셨을지 계산한 게 있는데, 금액이
한국 돈으로 8조 원 가까이 된대요. 조금 아쉽지는

않으세요?

조너스 소크 어휴, 어차피 죽을 때까지 다 쓰지도 못할 돈인데요, 뭐.

메디 당시에 TV 인터뷰에도 나가신 적이 있죠? 그때 "백신의
특허는 누구의 것입니까?"라는 질문에 대한 선생님의
답변이 아직까지도 회자되고 있어요.

조너스 소크 기억나네요. 뭐, 특별할 게 없는 답변이었던 것 같은데요.

메디 에이~ 그러지 말고, 뭐라고 하셨는지 직접 말씀해
주세요.

조너스 소크 허허, 쑥스럽네요. "백신은 모든 사람의 것입니다. 당신은
태양에도 특허를 낼 건가요?" 뭐 이렇게 말했었죠.

메디 캬, 너무 멋있다 진짜. 그 한마디가 의학 역사에 남은
상징적인 말이 되었죠. 그런데 열심히 연구하시고
충분한 금전적 보상이 이뤄지지 않은 건 맞잖아요.
경제적으로 부담이 있지는 않으셨어요?

조너스 소크 저도 집에 가면 바가지 긁히는 가장이라서… 솔직히
금전적인 부담이 없었다고 하면 거짓말이죠. 하지만
양심은 타협할 수 없었어요.

메디 선생님에게 그 양심은 어떤 것이었나요?

조너스 소크 백신은 인류의 공포를 끝내는 도구예요. 생명을 지키는
수단을 돈벌이에 쓰면 안 되죠. 돈보다 생명을, 이익보다

인간을 선택하는 것, 그것이 제 양심입니다.

메디 그 선택으로 선생님은 지금까지도 존경받고 있어요.

조너스 소크 저는 단지 옳은 일을 했을 뿐입니다. 과학은 인류 전체의
자산이어야 한다는 제 믿음은 지금도 변함없습니다.

메디 그렇다면 선생님께 백신은 발명이 아니라 일종의
'선물'이었군요.

조너스 소크 아주 정확한 표현이네요! 백신은 제 것이 아닙니다. 그건
인간 모두가 함께 지켜야 할 공공의 빛입니다. 저는 그
빛을 손으로 잡아 세상에 내놓은 사람일 뿐이죠.

세계를 구한 히어로의 조용한 삶

메디 선생님은 특허를 포기한 선택이 세상을 어떤 방식으로
바꿨다고 생각하시나요?

조너스 소크 무엇보다 백신이 훨씬 더 빠르게 세상에 퍼질 수
있었어요. 복잡한 소유권 문제나 이윤 다툼 없이요.
덕분에 수많은 아이가 죽음의 공포에서 벗어났습니다.

메디 좀 더 구체적으로 설명해 주실 수 있을까요? 백신의
상용화가 얼마나 큰 변화였는지요?

조너스 소크 1955년, 백신이 공식적으로 발표된 이후 단 2년 만에,

미국에서 소아마비 발생률이 90퍼센트 이상 줄었어요.

그리고 1979년, 미국에서는 소아마비가 완전히

사라졌어요. 이후로 다시는 소아마비로 걷지 못하는

아이들을 보지 않게 되었죠.

메디 세상에, 아예 사라졌다고요? 그 이후로 소아마비가 다시

유행한 적도 없나요?

조너스 소크 그렇죠. 현재 대부분의 나라에서 소아마비는 거의

사라졌어요. 그래도 일부 국가에 남아 있는 소아마비

퇴치를 위해서 세계 보건 기구는 백신 보급을 이어 가고

있다고 하더군요.

메디 백신 하나로 세상이 바뀐 셈이네요. 모두 선생님

덕분이에요! 그래서 그런지 선생님의 이름은 과학과

의학 역사 양쪽에서 빠지지 않는 것 같아요.

조너스 소크 감사합니다. 하지만 저는 늘 조용한 삶을 바랐어요.

세상의 뜨거운 관심보다 조용한 실험실이 제겐 더

소중했죠.

메디 그런 겸손이 오히려 더 큰 감동으로 남습니다. 지금 이

시대의 과학자들에게 조언 한마디 하신다면요?

조너스 소크 과학은 진실을 발견하는 일입니다. 하지만 과학자의

사명은 그 진실을 세상과 나누는 일이라고 저는

믿습니다.

메디 그 믿음이 이 세상을 바꾼 거군요.

조너스 소크 만약 저의 그 믿음이 조금이라도 세상을 더 나은
방향으로 이끌었다면, 저는 이미 충분히 보상받았다고
생각해요.

의학이 나아가야 할 곳

메디 돌아가시기 직전까지 연구를 멈추지 않으셨다고
들었어요. 선생님께서 마지막까지 매달린 연구 주제는
무엇이었나요?

조너스 소크 저는 말년까지 HIV 백신을 연구했어요. 완성하지는
못했지만, 마지막까지 가능성을 붙잡고 있었죠.

메디 HIV라면 에이즈 아닌가요?

조너스 소크 에이즈는 HIV라는 인간면역결핍바이러스가 면역
세포를 파괴하는 병이에요. HIV는 바이러스를 뜻하고,
에이즈는 그로 인한 질병의 이름인 것이죠. 에이즈는
면역 체계가 무너지는 병이기 때문에, 간단하게 치료할
수 있는 감염이나 질환이 생명을 위협하는 수준으로
발전할 수도 있어요.

메디 너무 무서운 병이네요.

조너스 소크 그렇죠? 그런데 바이러스보다 더 무서운 게 있어요. 바로 병에 걸린 사람에게 찍히는 사회의 낙인과 혐오죠.

메디 아픈 것도 서러운데, 사회적 차별도 있었나요?

조너스 소크 지금도 여전해요. 에이즈는 동성애자, 성 노동자, 약물 사용자, 이주민 등 사회적 소수자들에게 퍼진 질병이었어요. 그래서 사람들은 병에 걸린 사람을 대놓고 차별했죠.

메디 선생님이 HIV 백신을 연구하신 이유가 거기에 있군요?

조너스 소크 맞아요. 저는 고통받는 이에게 가장 먼저 다가가야 하는 것이 의학이라고 생각해요. 의학이 진정한 인류애를 지닌 도구라면 말이죠.

메디 HIV 백신 연구는 어느 정도까지 진행되었나요?

조너스 소크 제 책상에는 항상 HIV의 구조를 분석한 메모들이 놓여 있었어요. 면역 반응을 유도하는 타이밍, 항체가 형성되는 과정, 그 모든 걸 도표로 그리고 다시 고치기를 반복했죠. 아쉽게도 저는 살아 있는 동안 에이즈 백신 연구를 완성하지 못했어요. 하지만 과학은 한 사람의 성취로 끝나는 것이 아닌 만큼, 제 연구는 분명 다음 세대가 물려받아 발전시켜 나가고 있을 겁니다.

메디   그 믿음이 선생님을 마지막까지 책상 앞에 앉게 한
        걸까요?

조너스 소크   과학은 질문을 멈추지 않는 태도고, 그 질문은 결국
        사람을 향해야 합니다. 손이 느려지고 눈이 침침해져도
        질문만큼은 살아 있으니 책상에 앉을 수밖에요.

메디   마지막으로, 선생님께 의학은 어떤 의미였나요?

조너스 소크   의학은 인간에 대한 책임입니다. 저는 단지 제가 할
        수 있는 일을 했을 뿐입니다. 의사는 생명을 구하고,
        과학자는 모두를 위한 답을 찾아야 합니다. 우리가
        무엇을 발견했느냐보다, 그것을 어떻게 쓸 것인가가 더
        중요하니까요.

의학은 어디를 향해 손을 뻗어야 할까요? 조너스 소크 님과의 인터뷰를 마치고 나니 진지한 고민이 드는 것 같아요.

조너스 소크 님은 1950년대 미국에서 원자 폭탄보다 무서운 존재였던 소아마비 발병을 막는 백신 개발에 성공했어요. 그리고 값비싼 특허권을 포기해서, 수많은 어린아이의 목숨을 구했지요. "태양에도 특허를 낼 건가요?"라는 이분의 말은 의학 역사에 남아 지금까지 회자되고 있습니다.

조너스 소크 님은 소아마비 백신 개발 이후, "과학은 가장 외면당한 이들에게 먼저 손을 내밀어야 한다"라고 말하며 돌아가실 때까지 에이즈의 원인이 되는 HIV 바이러스의 백신 개발에 몰두했어요.

오늘날 '백신의 공공성', '예방 의학의 윤리', '낙인 없는 보건 정책'이 의학의 중요한 가치로 자리매김한 데 가장 큰 영향을 끼친 시대의 의인, 조너스 소크 님께 무한한 감사의 인사를 드립니다. 그럼 저는 이만 물러가 보겠습니다.

혹시 아직도 '좋아요', '구독' 누르지 않은 사람은 없겠죠? 그럼 안녕~

#소아마비_백신 #의료_윤리

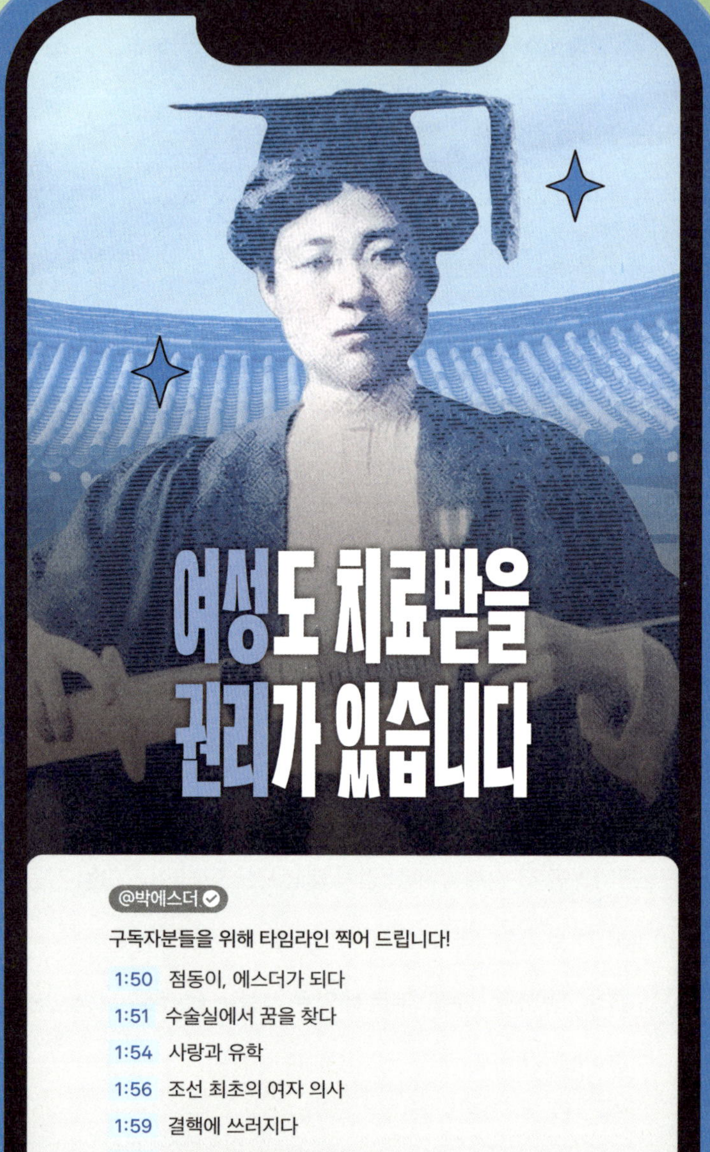
여성도 치료받을
권리가 있습니다

@박에스더

구독자분들을 위해 타임라인 찍어 드립니다!

1:50   점동이, 에스더가 되다
1:51   수술실에서 꿈을 찾다
1:54   사랑과 유학
1:56   조선 최초의 여자 의사
1:59   결핵에 쓰러지다
1:63   결핵 퇴치 운동의 씨앗
1:65   여성의 새로운 삶을 개척하다
1:67   MC 요약

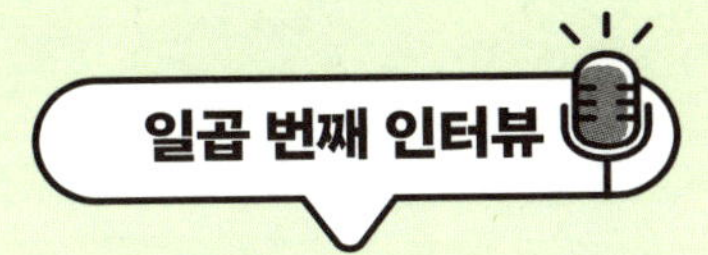

박에스더

- - - - - - - - -

1877년~1910년

조선 후기, 여성 최초의 의사이자 여성 인권 운동가. 미국에서 의학을 배우고 조선으로 돌아와 수많은 여성을 치료했다. 짧은 생애였지만, 우리나라의 여성 교육과 공중 보건, 결핵 퇴치 운동의 큰 씨앗을 심었다.

질병의 벽! 성별의 벽! 제도의 벽! 다 뿌셔! 오늘은 시대의 차별을
딛고 새로운 길을 개척한 위대한 의사 한 분을 모셨습니다. 여성의
사회 활동이 크게 제한되던 조선시대에 최초로 의사가 된 여성!
억압받던 조선의 여성들을 위해 자기 인생을 바친 여성 인권
운동가! 소개합니다. 조선의 의사, 박에스더 선생님입니다. 먼 길
오시느라 고생 많으셨어요.

박에스더 안녕하세요 김점… 아, 아니 박에스더입니다. 저는 그저
최선을 다해 살았을 뿐인데, 이렇게 기억하고 귀한
자리에 불러 주시니 감사할 따름이네요.

메디 저희가 더 감사하죠! 그런데 선생님, 아까 자기소개 하실
때 이름에서 왜 머뭇거리셨나요?

박에스더 제가…? 아니, 전혀요!

메디 인터뷰 준비하면서 알게 됐는데 선생님 본명이….

박에스더   아휴, 제 입으로 말할게요. 제 원래 이름은

김점동이었어요. 1877년에 서울 정동에서 태어났죠.

메디   뭔가 멀게 느껴지던 선생님이 친근하게 느껴지는데요?

선생님 어린 시절 이야기를 좀 들려주세요. 어떤

환경에서 자라셨나요?

점동이, 에스더가 되다

박에스더   당시 서울 정동은 외국인 선교사와 학교가 몰려 있는

곳이었어요. 제 아버지는 아펜젤러 선교사의 통역 일을

하셨죠. 덕분에 저는 아주 어릴 때부터 근대 교육의

숨결을 가까이서 느낄 수 있었어요.

메디   그런 환경이 선생님께 큰 영향을 주었겠네요?

박에스더   아버지는 늘 "글을 아는 것이 사람을 살리는 길"이라

하셨어요. 저는 그 말을 마음에 새기며 자랐죠.

메디   이화학당에 들어간 것도 그 덕분일까요?

박에스더   맞아요. 10살 무렵에 아버지의 권유로 처음 이화학당에

입학했어요. 사실 그 시절에 여자가 학교를 다니는 건

정말 드문 일이었어요. 주변 사람들이 "딸에게 공부가

무슨 소용이냐"라고 하며 아버지를 나무라기도 했죠.

그래서 저는 배운다는 것이 얼마나 소중한 일인지
어려서부터 절실히 알았어요.

메디 그럼 이화학당에서 공부하실 때 참 행복하셨겠어요.

박에스더 그곳은 제 삶의 방향을 완전히 바꿔 준 곳이었어요. 책을
읽고, 글을 쓰고, 질문하는 법을 배웠죠. 처음으로 영어도
배웠고요. 그리고 그곳에서 저는 여러분이 알고 계신
'에스더'라는 세례명을 받았습니다.

메디 그 이름이 선생님께 특별한 이유가 있나요?

박에스더 에스더는 성경 속에서 자신을 희생해 민족을 구한
인물이에요. 그 이름을 받으면서 저도 그런 사람이 되고
싶다는 꿈을 가졌어요.

메디 어린 시절, 이미 세계를 향한 꿈을 품고 계셨네요.

박에스더 배움은 제게 닫힌 세상 너머를 보여 주는 창문이었어요.
언젠가 지식으로 누군가를 도울 수 있다면, 값진 삶이 될
거라 생각했죠.

수술실에서 꿈을 찾다

메디 선생님, 의사가 되기로 결심하신 계기가 있다고
들었습니다.

박에스더 제가 12살 무렵이었어요. 어머, 아직도 아주 선명히
        기억나네요. 그 무렵 저는 보구녀관이라는 여성
        병원에서 외국인 의사 선생님과 한국인 환자 사이
        통역을 돕는 일을 했어요.

메디   12살에요? 그렇게 어릴 때 통역을 하셨다니, 대단하네요.

박에스더 그저 영어를 조금 안다는 이유로 맡은 일이었죠. 저는
        병원에서 통역 일을 하면서 삶과 죽음, 치유와 고통을
        가까이에서 목격했어요.

메디   그날은 어떤 일이 있었던 건가요?

박에스더 언청이 여자아이 하나가 수술을 받기 위해 병원에
        왔었죠. 입술이 깊게 갈라져 있었고, 말도 제대로 할
        수 없었어요. 사람들의 시선이 너무 무서워서 걸을 때
        고개도 들지 못하더라고요.

메디   언청이라… 요즘은 구순열이라고 부르죠? 태어날 때부터
        입술이나 입천장이 갈라진 채 나오는 질병이잖아요.

박에스더 맞아요. 구순열은 태아가 자궁에서 자라면서 입술이나
        입천장이 제대로 붙지 않아서 생기는 질병이에요. 심한
        경우엔 코와 입이 완전히 연결돼 있는 아이도 있죠.
        단순히 외모의 문제가 아니라, 말하고 먹고 숨쉬는 데
        모두 어려움을 겪어요.

메디   그런데 당시 조선에서는 이런 아이들을 차별하거나 숨기려 했죠?

박에스더   네, 그 소녀는 부모에게조차 외면받았다고 했어요. 사람들은 저주받은 아이라고 수군거렸고, 아이는 자기 잘못이 아닌데도 부끄러움과 죄책감을 안고 살아야 했죠. 교육을 받을 기회도, 친구를 사귈 기회도 없이 말이에요.

메디   그 아이가 수술받는 모습을 보셨나 봐요.

박에스더   통역을 하면서 정말 가까운 거리에서 수술 장면을 지켜봤죠. 아이의 얼굴에 차츰 변화가 일어나는 것이 너무 신기했어요. 수술이 끝나고 며칠 후에 저는 그 아이가 처음으로 고개를 들고 웃는 모습을 봤어요. 가슴 깊은 곳에서 무언가 크게 움직이는 것 같았죠. 의사 선생님을 보면서 '나도 저런 사람이 되고 싶다'는 생각을 했어요. 그 마음이 그날 제 안에 아주 선명하게 새겨졌습니다.

메디   그 순간 이후로 의사의 길을 걷기로 다짐하신 거군요.

박에스더   맞아요. 저는 그날, '통역하는 사람'이 아니라, '치유하는 사람'이 되고 싶다고 처음으로 생각했습니다.

메디   한 사람의 회복이 또 한 사람의 꿈을 일깨운 셈이네요.

           박에스더

의사가 된다는 건 단지 병을 고치는 일이 아니라, 한 사람의 삶 전체를 다시 일으켜 세우는 일이라는 걸 그 여자아이를 통해 배웠어요.

사랑과 유학

선생님, 제가 처음 듣고 깜짝 놀랐는데, 아니 조선시대에 미국 유학을 가셨다고요?

호호, 맞습니다. 1893년에 저는 박유산이라는 남자와 결혼했어요. 조선인답지 않게 외국 문물에 열린 마음을 가지고 있었죠. 저는 그와 마찬가지로 새로운 시대를 꿈꾸는 사람이었어요. 결혼 후, 우리는 함께 미국으로 유학을 떠났습니다.

두 분 모두 같은 꿈을 품고 계셨군요.

우리는 교육이 조선을 바꿀 수 있다고 믿었습니다. 저는 볼티모어 여성 의과 대학에 입학해 의학 공부를 시작했어요.

당시 미국 생활은 어떠셨나요?

결코 쉽지 않았습니다. 이방인을 향한 낯선 시선, 영어의 장벽, 문화적 거리감… 그리고 몸과 마음이 모두 지쳐 있을 때 두 번의 유산도 겪었습니다.

메디 육체적으로나 정서적으로나 큰 시련이었겠어요….

박에스더 그 시기엔 정말 하루하루 겨우 버티며 살았어요. 하지만 제 곁엔 남편이 있었죠. 그는 항상 묵묵히 제 옆을 지켜 주었어요.

메디 서로에게 큰 버팀목이 되어 주셨네요.

박에스더 그렇기에 더 아팠습니다. 제가 학위를 받기도 전에 그이가 병을 얻어 세상을 떠났거든요.

메디 세상에나… 공부를 계속 이어 가는 게 힘드셨겠어요.

박에스더 슬픔이 정말 컸어요. 하지만 멈출 수는 없었습니다. 그이과 함께 꾸었던 꿈, 제가 끝까지 지켜야 했으니까요.

메디 슬픔 속에서도 포기하지 않으셨군요.

박에스더 눈물을 삼키고 다시 책상 앞에 앉았습니다. 남편의 사랑과 신념이 저를 떠밀어 주는 것 같았어요.

메디 선생님의 걸음 하나하나가 얼마나 깊은 결심 위에 있었는지 느껴집니다. 그 시간들이 결국, 조선 최초의 여성 의사를 만들어 낸 거군요.

박에스더 맞습니다. 저는 그 길을 걸으면서 한 번도 혼자라고 느낀 적이 없어요. 남편, 그리고 그 시대의 여인들과 함께 걸은 길이었어요.

조선 최초의 여자 의사

메디 선생님, 미국에서 의학 학위를 받으신 뒤 조선으로
돌아오셨다고 들었습니다. 귀국은 언제였나요?

박에스더 1900년입니다. 저는 조선 여성으로는 처음으로 정식
의학 학위를 받은 뒤 고국으로 돌아왔습니다.

메디 조선 땅을 밟던 순간, 어떤 마음이셨어요?

박에스더 가슴이 벅찼죠. 이제야 내가 배운 것을 조선 여성들을
위해 쓸 수 있겠구나, 하는 생각으로 가슴이 설렜어요.
그동안 누구에게 말도 못 하고 병을 안고 살아야 했던
조선 여자들의 얼굴이 떠올랐습니다.

메디 귀국 후에는 구체적으로 어떤 활동을 하셨나요?

박에스더 처음엔 서울의 선교 병원에서 진료를 시작했고, 곧
평안도, 황해도, 함경도까지 전국을 돌며 진료했습니다.
당시에 여성들이 산부인과 질환으로 너무도 많은 고통을
겪고 있었거든요. 아이를 낳다 목숨을 잃는 산모, 자궁
출혈과 생리 불순으로 고통받는 여성들이 많았습니다.

메디 대중교통도 병원도 없던 시절, 진료를 다니는 것 자체가
어려웠겠어요.

박에스더 맞습니다. 그래서 저는 약 가방을 메고 당나귀를 타고

다녔어요. 산 넘고 강을 건너 환자들을 찾아다녔죠.
병원이 있는 곳보다 없는 곳이 훨씬 많았으니까요. 어떤
마을에 도착하면 아픈 여성들이 진료받으려고 길게
줄을 서 있었습니다. 하루에 50명이 넘는 환자를 본 적도
있답니다.

메디 이동하는 병원이셨네요. 의사이자 약사이자
상담가였겠어요.

박에스더 설명과 경청은 치료의 중요한 일환이었죠. "아픈 건
당신 잘못이 아닙니다." 이 말을 듣고 울음을 터뜨리는
여자들도 있었어요. 따뜻한 손길, 진심 어린 설명이
그들에게는 모두 처음이었던 거죠.

메디 수술도 직접 하셨다지요?

박에스더 그땐 마취약도, 수술 도구도 충분치 않았어요. 하지만
저는 기꺼이 메스를 들었습니다. 자궁 수술, 난소 제거,
분만 후 봉합… 다 제가 직접 했습니다. 위험하긴 했지만
누군가의 목숨을 살릴 수만 있다면 그 어떤 어려움도
감수할 수 있었어요.

메디 환자들도, 주변 의사들도 놀랐겠어요.

박에스더 일부 선교사들은 제 수술 솜씨를 "전례 없는 기술"이라
말하며 놀라워했습니다. 하지만 제게 특별한 기술이

있었던 건 아니에요. 그저 고통 속에 죽어 가던

여성들에게 생명을 돌려주고 싶다는 간절함이 있었을

뿐이죠.

메디　그 공로를 고종 황제께서도 인정하셨다고요?

박에스더　진료 활동을 높이 평가받아 1909년 고종 황제께 상을

받았죠. 조선 여성으로서, 그리고 의사로서 매우 큰

영광이었습니다. 하지만 무엇보다 저를 기쁘게 한 건

제가 치료한 여성들이 건강을 회복해 행복하게 일상을

살아가는 걸 지켜보는 일이었어요.

메디　선생님은 진료뿐 아니라 여성 교육에도 깊이

관여하셨다고 들었습니다.

박에스더　저는 여성들이 배워야 스스로 건강을 지키고 다른

여성을 도울 수 있다고 믿었습니다. 그래서 평양 맹아

학교, 여자 성경 학원, 간호 학교 등에서 직접 여학생들을

가르쳤습니다. 또한 강연과 글을 통해 여성도 남성처럼

교육받아야 한다고 외쳤지요. 당시로선 무척 낯설고

대담한 일이었습니다.

메디　그 시절 여성들에게 선생님은 단순한 의사가 아니라,

삶을 바꿔 준 존재였을 것 같습니다.

박에스더　저는 단 한 사람의 의사였지만, 그 시대 여성 모두의

고통을 듣고 싶었어요. 수많은 여성이 제 손을 꼭 잡고
울던 순간들이 제 삶의 이유였습니다.

결핵에 쓰러지다

메디　선생님, 전국을 다니며 수많은 환자를 돌보셨다고
들었습니다. 그런데 결국 병으로 어린 나이에 세상을
떠나셨다고요.

박에스더　맞아요. 고된 여정과 과중한 진료, 그리고 부족한 영양과
휴식. 제 몸은 조금씩, 아주 조용히 무너지고 있었습니다.
제 몸이 망가지는 줄은 알았지만 멈출 수는 없었어요.

메디　그렇게 아프신데 일을 멈추지 않으셨어요?

박에스더　그럴 수 없었죠. 앞에 있는 조선 여성들의 고통이 더
급했으니까요. 제겐 똑같은 하루일지 모르지만, 어떤
여성에게는 수십 년 참은 고통을 위한 단 하루일 수
있잖아요. 그러니 제 아픔은 뒤로 미룰 수밖에 없었죠.

메디　선생님을 아프게 한 병은 무엇이었나요?

박에스더　결핵이었습니다. 그 시절엔 '폐병'이라고 불렀지요.
지금은 약으로 완치되는 병이지만, 조선시대에는 말
그대로 '죽음의 병'이었습니다.

메디　죽음의 병이라니, 이름부터 너무 무섭네요. 대체 증상이 어땠기에….

박에스더　기침이 멈추지 않았고, 밤마다 식은땀과 열로 잠들 수 없었어요. 가슴이 아프고, 조금만 걸어도 숨이 찼죠. 피 섞인 가래가 나올 땐… 제 병이 점점 깊어지고 있다는 걸 실감했습니다.

메디　듣기만 해도 너무 고통스러워요… 치료 방법은 없었나요?

박에스더　그 시절엔 항결핵제 같은 약이 없었습니다. 1940년대에야 스트렙토마이신이라는 치료제가 처음 개발됐으니까요. 제가 활동하던 1900년대 초반엔 영양 보충과 신선한 공기, 휴식 외에는 방법이 없었습니다. 폐결핵 요양소에 보내는 것이 최선의 대응이었죠.

메디　요양소라면… 그저 격리만 한 건가요?

박에스더　맞습니다. 결핵은 공기를 통해 전파되는 병이라 감염자를 산속 요양소로 보냈습니다. 가족을 비롯한 사람들과 격리된 채, 그저 자연 치유를 기다리는 방식이었죠. 회복보다 고립에 가까웠습니다.

메디　당시엔 이미 결핵의 원인이 세균이라는 사실이 밝혀졌던 걸로 알고 있어요.

박에스더   그렇습니다. 1882년, 독일의 로베르트 코흐가 결핵균을
          발견했습니다. 하지만 그 지식이 조선에 닿기까지는
          시간이 오래 걸렸고, 실제 치료에 적용되기까지는 더
          오래 걸렸습니다.

메디   조선 사회는 결핵을 어떻게 받아들였나요?

박에스더   대부분 '체질이 약해서 생기는 병', '기운이 허해서 피를
          토하다 죽는 병'으로 여겼습니다. 심지어 일부에선
          전염병이라는 인식조차 없었습니다. 감염된 가족과 함께
          지내다가 모두 병들기도 했죠. 그만큼 무지했고, 모두가
          두려워했습니다.

메디   그럼 선생님은 본인의 병을 알고 계셨나요?

박에스더   네, 저는 의사였으니까요. 결핵이 점점 폐를 잠식하고
          있다는 것을 느꼈습니다. 숨이 차고 기침이 거세질수록
          병이 깊어지고 있다는 걸 알 수 있었죠.

메디   그런데도 끝까지 진료를 멈추지 않으셨다고 들었어요.

박에스더   제 병보다 더 절박한 고통이 앞에 있었으니까요. 제
          진료소 앞에는 늘 몸을 숨기듯 찾아온 여성 환자들이
          기다리고 있었어요. 그분들은 평생 한 번도 자기 고통을
          말해 본 적 없는 분들이었어요. 제가 문을 닫는 순간,
          그분들은 다시 침묵 속으로 돌아갈 수밖에 없었어요.

메디　　　말씀대로 그 상황에서 진료를 멈추는 것도 어려웠을 것
　　　　　같아요.

박에스더　맞아요. 하지만 저는 환자들에게 더 큰 용기가
　　　　　필요하다는 걸 알았어요. 병이 무섭지 않다는 걸 보여
　　　　　주고 싶었죠. 제가 결핵을 앓고 있다는 사실이 오히려
　　　　　그들에게 위로가 되기도 했습니다. '의사도 아플 수 있다',
　　　　　'그래도 치료받을 수 있다'는 걸 보여 주는 존재이고
　　　　　싶었습니다.

메디　　　선생님은 병이 아니라 사람의 삶을 본 것이군요.

박에스더　저는 저를 찾아온 이들의 말 못할 고통을 처음으로
　　　　　듣는 사람이었고, 그들의 손을 처음으로 잡아 주는
　　　　　사람이었습니다. 병은 삶의 일부라는 사실을 받아들이고
　　　　　그들의 삶 전체를 진료하고 싶었어요.

메디　　　결국 선생님은 이른 나이에 세상을 떠나셨더라고요.

박에스더　1910년, 그때 나이가 35살이었습니다. 짧은 생이었지만
　　　　　후회는 없어요. 제게 주어진 시간이 유난히 짧았기에, 더
　　　　　치열하게 살아야 한다고 생각했으니까요.

결핵 퇴치 운동의 씨앗

메디   선생님, 비록 짧은 삶이셨지만 돌아가신 후 또 다른 생명의 씨앗이 되었다고 들었어요.

박에스더   그 생각만 하면 미소가 절로 납니다. 저를 지켜보며 살던 셔우드 홀이라는 남자아이가 하나 있었어요.

메디   어디선가 들어본 듯한 이름인데요? 혹시 선교사 로제타 홀 여사의 아드님인가요?

박에스더   맞아요. 한국에서 저와 같이 아픈 사람들을 돌본 의사이자 선교사였던 로제타 홀 여사는 저의 오랜 친구이자 동료였습니다. 그분의 아들인 셔우드 홀은 제 죽음을 계기로 결핵과 싸우는 삶을 결심하게 되었죠.

메디   선생님의 죽음이 그의 사명이 되었군요.

박에스더   그렇습니다. 그 아이는 제가 병들어 고통스러워하면서도 끝까지 진료를 멈추지 않는 모습을 가까이에서 지켜봤습니다. 그 기억이 그 아이의 마음에 깊이 남았던 것이겠지요.

메디   셔우드 홀은 이후 어떤 활동을 했나요?

박에스더   그는 의사가 되어 조선 땅에서 결핵 퇴치 운동에 힘을 쏟았습니다. 그리고 1932년에 한국 역사상 처음으로

크리스마스 씰을 발행했습니다.

메디 크리스마스 씰이라면, 결핵 퇴치를 위한 기부 우표

아닌가요?

박에스더 맞습니다. 그 씰을 판매한 수익으로 결핵 요양소와

진료소를 설립했고, 많은 환자가 치료받을 수 있는 길을

열었습니다.

메디 선생님의 죽음이 결국 수많은 생명을 살리는 흐름으로

이어진 셈이군요.

박에스더 맞아요. 그래서 저는 참 기쁩니다. 제 생애가 누군가의

사명이 되었다면, 그것만으로도 제 삶은 충분했다고

믿거든요.

메디 한 사람의 정신이 또 다른 사람을 일으키고, 그 사람이

다시 많은 생명을 살리는 이야기… 정말 감동적입니다.

박에스더 저는 그렇게 믿어요. 의술은 손에서 끝나는 것이 아니라,

마음에서 이어지는 거라고. 그 마음이 이어졌기에, 저는

떠난 뒤에도 누군가와 함께 숨 쉬고 있는 셈이죠.

여성의 새로운 삶을 개척하다

메디 　선생님, 긴 이야기를 들으며 느꼈습니다. 선생님께
의학은 단순한 직업 이상의 의미를 가졌던 것 같아요.
선생님께 의학이란 무엇인가요?

박에스더 　의학은 병을 고치는 기술이 아니고 희망을 나누는
도구예요. 그리고 사람을 연결하는 다리이기도 하죠.

메디 　희망을 나눈다는 말, 정말 인상 깊습니다. 조선에서
여성이 의사가 된다는 건 그 자체로 어려운 일이었을
텐데요.

박에스더 　맞습니다. 하지만 저는 여성도 배울 수 있고 누군가를
도울 수 있다는 걸 제 삶으로 증명하고 싶었습니다.

메디 　그 신념이 선생님의 모든 선택을 이끌었군요.

박에스더 　그렇습니다. 의술은 가슴에서 시작되어야 한다고
믿었거든요.

메디 　의학과 신념이 만나 가능성이 되었군요.

박에스더 　가능성은 먼 미래가 아니라 지금 내가 내딛는 걸음 속에
있습니다. 저는 그걸 믿었고, 그래서 매일 최선을 다해 살
수 있었어요.

메디 　에스더 선생님은 평범한 의사가 아니라 조선 사회를

165

바꾸고 우리나라 여성 의료의 길을 밝힌 선구자셨어요. 자신의 삶을 바쳐 여성 교육과 공중 보건에 이바지한 선생님의 정신은 셔우드 홀의 손으로 전해져 결핵 퇴치 운동의 씨앗이 되었고, 오늘날 우리의 손으로도 전해지고 있습니다.

박에스더 정말 감사한 말이네요, 정말… 그 말을 들으니 제가 충분히 잘 살았다는 생각이 듭니다. 의학은 사람을 살리기 위한 것이라는 원칙을 잊지 않는다면, 제가 남긴 이 마음은 앞으로도 계속될 거라고 믿어요.

'조선 최초의 여의사'라는 수식어 뒤에 있는 박에스더라는 한 사람의 삶을 깊게 들여다보니 의학이 누구를 향해야 하는지에 대해 다시 한번 생각하게 돼요.

박에스더 님은 12살 무렵, 언청이 수술을 받은 후 웃음을 되찾은 소녀를 보며 의사의 꿈을 품었어요. 그래서 미국 유학을 통해 의사가 되어 조선으로 돌아오셨죠. 귀국 후에는 당나귀를 타고 전국을 돌며 여성을 진료했습니다.

조선시대, 처음 여성 진료의 문을 연 선생님은 여성 의료 인권의 기틀을 다지셨어요. 35살이라는 젊은 나이에 결핵에 걸려 돌아가시기 직전까지도 진료를 멈추지 않았죠.

의학은 희망을 나누는 일이라는 믿음 하나로 여성의 삶을 바꾼 박에스더 님의 철학은 오늘날 환자 중심 진료, 공공 보건, 성별을 막론한 의료 인권이라는 가치의 출발점이 되었어요.

누구도 여성의 고통에 귀를 기울이지 않던 시대, 자신의 목숨을 바쳐 모든 여성의 등불이 된 박에스더 님께 존경과 감사의 인사를 드리면서 저는 물러가 보겠습니다. 안녕 여러분~ #여성_의료 #결핵_퇴치_운동

당신의 마음이 곧 의학입니다

지금까지 '메디의 초대석'이었습니다. 히포크라테스, 허준, 존 스노, 그리고 박에스더 선생님까지. 시대도, 사는 곳도, 심지어 성별과 신분도 달랐던 일곱 분을 만나 봤는데 어땠나요?

사실 저는 이분들을 만나기 전까지만 해도 위대한 의학자는 교과서 속의 딱딱한 인물, 오직 천재적인 머리로만 업적을 이룬 사람일 거라고 생각했어요. 하지만 이번 인터뷰를 통해 그 생각은 완전히 바뀌었습니다.

우리가 만난 분들은 단순히 똑똑하기만 한 사람들이 아니었어요. '병은 신의 저주'라는 시대의 편견 앞에서 맞서 싸운 히포크라테스처럼, 낡은 생각에 갇히지 않고 새로운 진리를 찾아 나선 용기 있는 분들이었죠. 저는 인터뷰를 진행하면서 이분들의 위대함은 천재적인 머리가 아닌 '가슴'에서 시작되었다는 것을 알게 되었습니다. 환자를 향한 열정, 사회를 바꾸겠다는 의지, 그리고 자신보다 다른 사람을 먼저 생각하는 마음, 이 모든 진심이 모여 이분들을 위대한 의학자로 만든 거예요.

여러분, 우리 모두가 의사나 연구자가 될 필요는 없습니다. 하지만 이분들이 보여 주었던 용기와 도전 정신은 우리 모두에게 꼭 필요한 자세예요. 세상 사람들이 "이건 안 돼"라고 말할 때 나만의 답을 찾아 나선 히포크라테스처럼, 모두가 포기하라고 할 때 묵묵히 자신의 길을 걸어간 허준처럼, 남들에게 인정받기 위해서가 아니라 세상을 더 나은 곳으로 만들기 위해 삶을 바친 조너스 소크처럼요.

어쩌면 우리가 겪는 어려움도 이분들이 겪은 삶의 한 페이지에 닿아 있을지 모릅니다. 때로는 답이 보이지 않아 불안하고, 남들과 다른 길을 가는 것 같아 외로울 때도 있겠죠. 하지만 전설의 의사들처럼 자신을 믿고 꾸준히 노력한다면 언젠가 여러분만의 멋진 답을 찾을 수 있을 겁니다. 우리의 삶은 스스로에게 묻고 답을 찾아가는 아름다운 과정이니까요.

그럼, 저는 다음에 더 좋은 이야기로 다시 여러분을 찾아오겠습니다. 지금까지 메디였습니다. 고마워요, 여러분!

참고자료

김서형, 《전염병이 휩쓴 세계사》, 살림, 2020

김서형, 《6가지 백신이 세계사를 바꾸었다》, 살림, 2022

김서형, 《미국사를 뒤흔든 5대 전염병》, 믹스커피, 2024

김서형, 《세계사를 뒤흔든 5가지 생체실험》, 믹스커피, 2024

로날트 D. 게르슈테, 《질병이 바꾼 세계의 역사》, 강희진 옮김, 미래의창, 2020

미셸 시메스, 《나쁜 의사들 : 그곳에 히포크라테스는 없었다》, 최고나 옮김, 책담, 2015

손철환, 《친절한 의학 수업 : 히포크라테스에서 오늘의 진료실까지》,

　　서울대학교출판문화원, 2025

이병욱, 《세상을 놀라게 한 의사들의 발자취》, 학지사, 2014

정승규, 《25가지 질병으로 읽는 세계사》, 반니, 2022

조지무쇼, 《세계사를 바꾼 10가지 감염병》, 서수지 옮김, 사람과나무사이, 2021

조진태, 《노스트라다무스 예언서》, 태진북스, 2020

존 퀘이조, 《콜레라는 어떻게 문명을 구했나》, 황상익 외 옮김, 메디치미디어, 2020

진 베딕, 《의학의 문을 연 갈레노스》, 전찬수 옮김, 실천문학사, 2006

짐 다운스, 《제국주의와 전염병》, 고현석 옮김, 황소자리, 2022

카를로 치폴라, 《크리스토파노와 흑사병》, 김정하 옮김, 정한책방, 2017

황건,《세계사를 바꾼 17명의 의사들》, 다른, 2021

허준,《허준 동의보감 민간요법》, 김영섭 옮김, 아이템북스, 2015

후나세 순스케,《우리가 몰랐던 백신의 놀라운 비밀》, 김경원 옮김, 중앙생활사, 2021

히로쓰 류로,《일본 근대 문호가 그린 감염병》, 김효순 외 옮김, 역락, 2023

황건,《세계사를 바꾼 17명의 의사들》, 다른, 2021

허준 동의보감 민간요법》, 김영섭 옮김, 아이템북스, 2015

다른 인스타그램

뉴스레터 구독

의학 인터뷰, 그분이 알고 싶다
세상을 고친 의사 7인과의 신개념 의학 토크

초판 1쇄　2025년 11월 24일

지은이　김서형

펴낸이　김한청
기획편집　원경은　차언조　양선화　양희우　장민기
마케팅　정원식　이진범
디자인　이성아　황보유진
운영　설채린

펴낸곳　도서출판 다른
출판등록　2004년 9월 2일 제2013-000194호
주소　서울시 마포구 동교로 27길 3-10 희경빌딩 4층
전화　02-3143-6478　**팩스**　02-3143-6479　**이메일**　khc15968@hanmail.net
블로그　blog.naver.com/darun_pub　**인스타그램**　@darunpublishers

ISBN　979-11-5633-731-7　43510

* 잘못 만들어진 책은 구입하신 곳에서 바꿔 드립니다.
* 이 책은 저작권법에 의해 보호를 받는 저작물이므로, 서면을 통한 출판권자의
　허락 없이 내용의 전부 또는 일부를 사용할 수 없습니다.

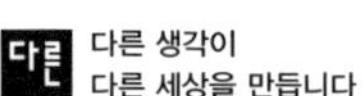
다른 생각이
다른 세상을 만듭니다